彭温雅的中医养生术

回春抗老

彭温雅　著

海南出版社

·海口·

回春抗老

彭温雅著

本书中文简体字版权由台湾商务印书馆股份有限公司授予海南出版社有限公司发行。非经书面同意，不得以任何形式，任意重制转载，本著作物简体字版仅限中国大陆地区发行。

版权合同登记号：图字：30-2020-072 号

图书在版编目（CIP）数据

回春抗老 / 彭温雅著 . —— 海口：海南出版社，2021.9

（彭温雅的中医养生术 / 彭温雅主编）

ISBN 978-7-5730-0127-6

Ⅰ . ①回… Ⅱ . ①彭… Ⅲ . ①养生（中医）Ⅳ . ① R212

中国版本图书馆 CIP 数据核字 (2021) 第 162233 号

回春抗老
HUICHUN KANGLAO

作　　者：彭温雅
出 品 人：王景霞　谭丽琳
监　　制：冉子健
责任编辑：张　雪
执行编辑：高婷婷
封面设计：MM末末美书
　　　　　QQ:974364105
责任印制：杨　程
印刷装订：三河市祥达印刷包装有限公司
读者服务：唐雪飞
出版发行：海南出版社
总社地址：海口市金盘开发区建设三横路 2 号　　邮编：570216
北京地址：北京市朝阳区黄厂路 3 号院 7 号楼 102 室
电　　话：0898-66812392　010-87336670
电子邮箱：hnbook@263.net
经　　销：全国新华书店经销
版　　次：2021 年 9 月第 1 版
印　　次：2021 年 9 月第 1 次印刷
开　　本：787 mm×1 092 mm　1/16
印　　张：13.25
字　　数：100 千字
书　　号：ISBN 978-7-5730-0127-6
定　　价：59.80 元

作者序

我出生于医药世家，逢年过节的家族聚会都会变成一场小型医学会，不同科室的舅舅、阿姨谈论着医治病患的经历。年幼的我对他们充满敬佩，心里充满着对医生这一职业的憧憬。后来，我也如愿考进了中国医药大学。

就这样，随着时间的推移，我的医生生涯也顺理成章地开始了。没日没夜的轮值生活使我根本无暇顾及自己的身体。直到老大出生后我在家坐月子，原本慌乱繁忙的生活一下子停滞了，我从没想过可以这样放慢步调。闲不下来的我又开始翻看学生时代的中医书籍，发现古代有一套独特的坐月子方法，便决定身体力行实施古法坐月子，想看看这么做之后，身体是否有改善。

然后，神奇的事情发生了：我原本有严重的过敏性鼻炎和皮肤过敏症状，现在居然不需要再吃药了。当时我只是觉得中药的效果不错，在考虑坐完月子是继续服用中药还是重新服用西药，毕竟如果不是坐月子，怎么可能有空慢慢熬煮中药呢？

随着老大一天一天成长，我忙于喂母乳，给孩子讲故事，之后又怀了第二胎，直到老二临盆，我再次意识到自己已经很久没吃任何中药或西药了，但身体却觉得舒服轻松。当时我就知道自己已被赋予一个使命，那就是有医药世家的背景及中西医学习经历的我，应该告诉大家如何正确养生保健，如何在中西医之间抉择，如何顺利搭建中医与西医的桥梁，让大家在追求健康与美丽的同时，把正确的"回春抗老"方法代代相传。而且，我一直秉承一个原则：务必从实证医学的角度诠释中医药，不胡说、不夸大、不虚言，当然最重要的是不能伤身。

我知道自己所肩负的责任重大，亦非常感谢一直以来指导我的师长与朋友，也特别感谢出版社的邀稿，真心希望这些养生建议能帮助到大家。

目　录

第五章　中西医合用

目
录

iii

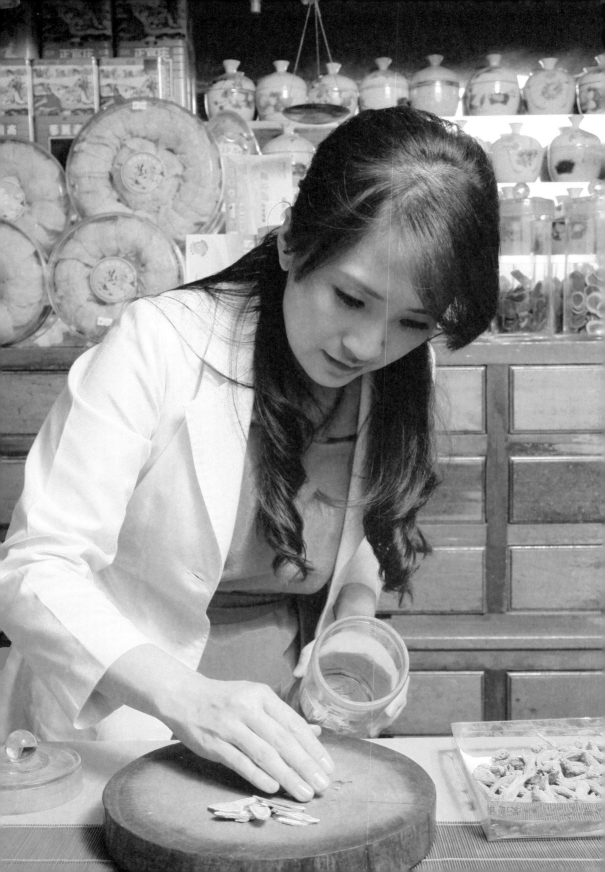

第一章

窈窕保健

　　减肥可能是所有人在养生保健过程中遇到的最大困难。本章介绍了按摩、针灸、埋线、泡脚等各种提升身体基础代谢与通调气血的方法。同时，针对四大肥胖体质破除减肥难题，以局部雕塑之法，辅以穴位按摩，达到健康减肥的效果。

破除减肥难题

1min 重点

四大肥胖体质，对症茶饮喝喝看

【胃热湿阻型】饮食油腻、压力大者，应以清胃火为主，促进新陈代谢，降低血脂。建议常饮决明子茶、绿茶，可去火、降血脂。但肠胃不佳者要注意，不能过多饮用。

【脾虚痰湿型】气血不足导致脾虚者，可多食用薏米帮助身体除湿。可以用黄芪来补中益气，调节免疫功能。也可用茯苓来消退水肿，提高身体代谢。

【肝郁气滞型】肝郁气滞会影响脾的运化功能，易导致胸闷，可饮玫瑰花茶，或选用陈皮茶帮助健脾化湿。

【肝肾阴虚型】多为年长者，表现为易头晕、睡眠差、腰酸背痛。可饮蜜黄精茶，滋肾填精、补益脾气。

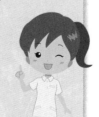

一天只吃 1～2 餐，少吃就不会胖吗

很多人为了减肥，一天只吃 1～2 餐，但是这种方法真的能让人瘦下来吗？我认为有待商榷。若想健康减肥，最好每天定时定量吃饭，如果空腹的时间太长，会增加患胆结石的概率。

要知道肠胃蠕动的同时，也在消耗热量，如果没有摄取食物，肠胃蠕动也会受限，这样反而容易发胖。

"正确的减肥方法是早餐吃得像国王，午餐吃得像平民，晚餐吃得像乞丐。"我认可这个观点。三餐当中，最重要的是早餐，不吃早餐很容易导致血糖过低，反而会让身体堆积脂肪。如果中餐跟晚餐无法克制，摄入热量过高也会导致身体的脂肪堆积。正确的减肥方法，就是要控制摄取的热量，并且每天都要消耗掉多余的热量，这样才能瘦下来。但因为晚上的活动量不如白天大，不容易消耗掉摄取的热量，所以才建议"晚餐吃得像乞丐"。建议晚餐多选择富含膳食纤维的蔬菜。

学会计算热量，就能成功减肥吗

前面有提到，想要健康减肥，就要消耗掉所摄取的多余热量。那么，只要学会计算热量，就能成功瘦下来吗？我不这么认为，因为减肥的重点在"消耗"。

消耗热量的减肥方法，困难的地方在于热量的计算既麻烦又很难做到面面俱到。例如，一份蛋饼的热量为 255 千卡，但如果还要

加酱料或火腿，热量又会变成多少呢？再者，每家早餐店的用油量也不一样，这样计算热量相当困难。

最近有研究指出，比起消耗热量减肥的方法，限制碳水化合物的摄入或许更有效，因为碳水化合物是致胖的一个关键因素。因此建议想要减肥的人，要适量食用富含碳水化合物的食物，最好用糙米来代替精米。在此基础上再搭配消耗热量的减肥方法，效果会更好。

完全不吃富含碳水化合物的食物可行吗

这个观点是不正确的，我们不应该完全不吃富含碳水化合物的食物，而是要少吃。

大家身边一定有这样的例子：完全不吃米饭、面包、馒头的人，却总也瘦不下来。由此可见，并不是完全不碰富含碳水化合物的食物，就可以成功瘦身。要知道，碳水化合物是人体不可或缺的营养素，我们不应该完全拒绝它。

想要减肥，应该学会如何选择富含碳水化合物的食物。可以做一些粗细粮混合的大米饭，比如大米搭配燕麦、红豆、绿豆、糙米，白面搭配玉米面做成玉米面馒头，等等。还可以直接选择紫薯、南瓜、土豆、山药、芋头、玉米等作为主食。如此一来，既能满足身体对碳水化合物的需求，也能达到健康减肥的效果。

另外，还需要再次提醒，完全不吃某种东西，并不一定能让人瘦下来，而且还会导致营养不均衡，反而容易发胖。因此，我们不应该完全拒绝富含碳水化合物的食物。

中医减肥不易反弹

很多人都认为，想要健康、正确的减肥，求助中医是最好的方法。但其实中医在教人减肥的同时，更是在教人如何养生，即以食补、中药、针灸等方式，改善身体的供需失调，进而帮助瘦身。虽然中医的减肥方法速度不快，但最大的好处是既健康，又不容易反弹。

中医认为，肥胖是因为脾的功能失常，导致身体容易堆积脂肪，以中医学说为依据减肥，重点都会放在健脾利尿。扁豆、鲫鱼、山药、茯苓等，都具有健脾的效果；冬瓜、薏米、玉米须等，有良好的利尿作用，想要减肥的人，这些食材是不错的选择。另外，银耳、黄瓜、竹笋、萝卜、玉米等食材，也都有助于瘦身，尤其是银耳，不仅热量低，还有调节免疫力的功效。

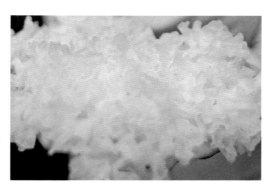

▶ 银耳不仅热量低，有调节免疫力的功效，还含丰富胶质，是瘦身美容的佳品。

很多人都认为减肥要多吃水果，但其实很多水果含糖量都很高，不宜过多食用。在水果的选择上，可以挑一些含糖量低，但富含维生素的，例如番石榴、番茄、西柚等，不仅有助于瘦身，还有滋养肌肤效果。

学会调理体质，瘦身不难

中医强调辨证论治的治疗理论，即根据个人体质特征减肥。肥胖体质大致可分为四大类，分别为胃热湿阻型、脾虚痰湿型、肝郁气滞型、肝肾阴虚型。

胃热湿阻型　这类人大多因生活中饮食过于油腻，工作压力大，导致体内过于燥热，易出现口臭、情绪烦躁等症状。因此，这一类型肥胖体质的人，减肥应以清胃火为主，要促进新陈代谢，降低血脂。茶饮方面，建议饮用决明子茶、绿茶等。但肠胃不佳者，要避免过量饮用这类茶。

脾虚痰湿型　这类人气血较不足。中医认为，气血虚会导致脾功能弱，若气血足，代谢正常，自然不会肥胖。针对这一类型的肥胖体质，可食用薏米来除湿；用黄芪补中益气，调节免疫力；用茯苓消水肿，提高身体代谢。

肝郁气滞型　肝的好坏，影响体内"气"的运行。若有肝弱气滞的问题，则会影响脾的运化功能。这类人易出现肚子胀气、胸闷等症状，可选用玫瑰花茶，帮助理气；选用陈皮，助消化、祛痰。另外，饮用桂花茶也是一个不错的选择。桂花茶里可放入桂花、玉竹、党参、枸杞、佛手，其中桂花养胃；玉竹滋阴；党参益气；枸杞养肝肾；佛手可消胀气。

肝肾阴虚型 这一类型肥胖体质的人，多半为年长者，减肥重点为滋阴补血。这类人大多阴血不足，易有头晕、睡眠差、腰酸背痛等症状，因此需加强活血，可选何首乌、丹参来降低血脂，以达到活血的目的。另外，可饮蜜黄精茶。蜜黄精茶配方中含蜜黄精、何首乌、绞股蓝、紫苏、茉莉花，其中蜜黄精养肺；何首乌益精血；绞股蓝清热；紫苏散寒；茉莉花可理气。

掌握穴道局部瘦
跟"蝴蝶臂"再见

出现"蝴蝶臂"的原因

每到夏天，女性朋友一定都想要穿上可爱的无袖背心，既凉爽又漂亮，但受"蝴蝶臂"困扰的人，也许就没有穿上无袖上衣的勇气了。

中医认为，导致"蝴蝶臂"的原因，除了脂肪堆积、肌肤老化、肌肉松弛或局部经络循环不佳外，淋巴循环代谢率较差，也是"蝴蝶臂"的形成主因。

消除"蝴蝶臂"的按摩方法

中医认为，可以对手太阴肺经、手阳明大肠经、手太阳小肠经等经络做推拿，通过促进气血循环，强化淋巴代谢，以达到逐渐减少手臂上脂肪堆积的效果。

针对局部减肥，穴位按摩是最有效的，建议大家每天对肩内陵穴（又名肩前穴，位于三角肌前侧缘）进行持续按压，直到产生酸痛感。另外，可以对肩井穴进行按压，不仅可以改善"蝴蝶臂"的问题，甚至还可以改善腋下出汗的问题。还有一些穴位，比如天泉穴、青灵穴等，都可以改善手臂过粗的问题。建议大家可以找专业的中医进行针灸，再配合中药调理，一定会有很好的效果。

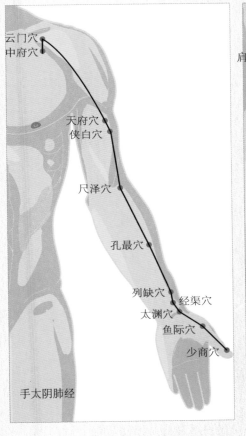

云门穴
中府穴

天府穴
侠白穴

尺泽穴

孔最穴

列缺穴
太渊穴
鱼际穴
经渠穴
少商穴

手太阴肺经

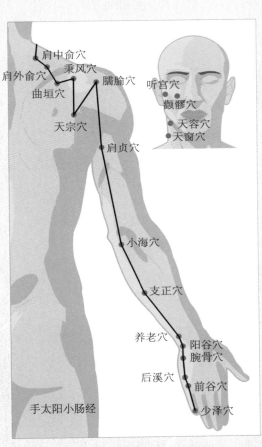

肩中俞穴
肩外俞穴
秉风穴
曲垣穴
臑腧穴
天宗穴
肩贞穴

听宫穴
颧髎穴
天容穴
天窗穴

小海穴

支正穴

养老穴
阳谷穴
腕骨穴
后溪穴
前谷穴
少泽穴

手太阳小肠经

中医瘦身观

　　肥胖是现代人所面临的最大挑战，人们正不断找寻能够让自己的体态变得更好的方法。但是人们往往使用了错误的方法减肥，比如不正常饮食、吃减肥药等，常常是体重没减下来，反而把身体搞坏了，就算体重减轻了，过一阵子又会复胖。下面谈谈健康的中医减肥方法。

虚胖与实胖

　　中医减肥首先是找出病源，再依症状施治。肝火旺盛者，以"泻"法治疗；身体虚弱者，以"补"促进新陈代谢。巧妙运用中药对症施治，不仅可以达到减肥目的，还可改善常见慢性病及皮肤松弛等问题。

　　肥胖的中医辨证分型，一般可分为"虚""实"两大类，即俗称的虚胖和实胖。

　　许多人都听过"虚胖"这个词，但真正了解它的人并不多。如果是肥胖一族，并且皮肤白皙、肌肉松软、容易疲倦、尿少多汗，有时下肢还会出现浮肿，就说明是虚胖。实胖是指体内脂肪积聚过多导致的肥胖，这类人体格较为结实，并且通常伴有便秘、高血压、高脂血症等问题，可用中药防风通圣散、麻子仁丸改善肥胖问题。

肥胖容易导致高血压、高脂血症、心脏病、糖尿病、痛风、癌症等疾病，因此，对于肥胖者而言，减肥绝对是一件刻不容缓的事情。

肥胖的内因与外因

中医认为，导致肥胖的原因可分为内因和外因。内因是真阳不足，脾气虚弱，痰湿内停；外因则是饮食过量，运动过少。

中医认为"脾主肌肉"，脾能将食物中的营养物质经运化后输布于五脏六腑，滋养全身。若身体真阳不足，脾失健运，脾的运化功能就会失常，营养物质容易变成痰湿积存于身体之中，导致肥胖。因此，中医常以"健运脾气，燥湿化痰"来减肥。

中药真的能瘦身吗

肥胖不但会影响我们的外貌和人际关系，更是高血压、糖尿病等慢性病的致病因素。不管是为了外貌还是健康，保持标准体重都是很有必要的。而中医药和针灸被认为是直接、安全且有效的减肥方法。

有些中药材，如黄芪、白术、党参、生姜、甘草、木香、

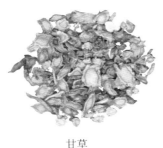
甘草

檀香、茯苓、桂枝等，具有消水肿的作用；半夏、山楂、荷叶、决明子、桃仁、红花等，具有化瘀排脂的作用；桔梗、黄芩、连翘可清肺胃之热；荆芥、防风、麻黄、薄荷等可解表发汗。同时，切勿盲目听信偏方，建议大家先咨询医生，了解自身体质再进行减肥，这样才能达到事半功倍的效果。另外，孕妇减肥更需要遵照医嘱，切不可擅自使用中药材。

减肥时要怎么吃？主要把握三个原则：

1. 早餐吃饱，吃好。

2. 午餐吃八分饱，营养均衡。

3. 晚餐少吃，多选蔬菜。

理想晚餐的减肥食物

番石榴：具有收敛止泻、止血等功效。食用番石榴可摄取到丰富的维生素 C。因为番石榴含糖量低，且含丰富膳食纤维，所以是非常好的减肥水果。

冬瓜：具有利水化痰、清热养胃的功效，可缓解足部水肿、咳喘等症状，还有止渴、止泻的作用。冬瓜含有维生素 B_1，有助于碳水化合物消化，利于减肥。产妇吃冬瓜还有助于催乳，但阴虚者尽量少吃，以免引发腰部酸痛。

冬瓜中含有的葫芦巴碱能加快人体新陈代谢的速度；含有的丙醇二酸能有效地消耗多余的脂肪，对缓解高血压、动脉粥样硬化有帮助。冬瓜还含有油酸和能抑制体内黑色素沉积的活性物质，是天然美容佳品。

番茄：具有生津止渴、凉血、清热解毒等功效。番茄所含的膳食纤维有助于降低胆固醇进而预防高胆固醇血症。

竹笋：可清热化痰、消渴益气等。竹笋富含膳食纤维，有助于加强肠蠕动，去食积，利于减肥。

海带：富含岩藻多糖，可预防高血压。食用海带可在碘、钙、硒等元素的综合作用下，减少血液中胆固醇，抑制动脉粥样硬化。

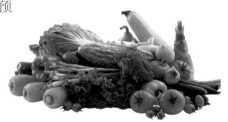

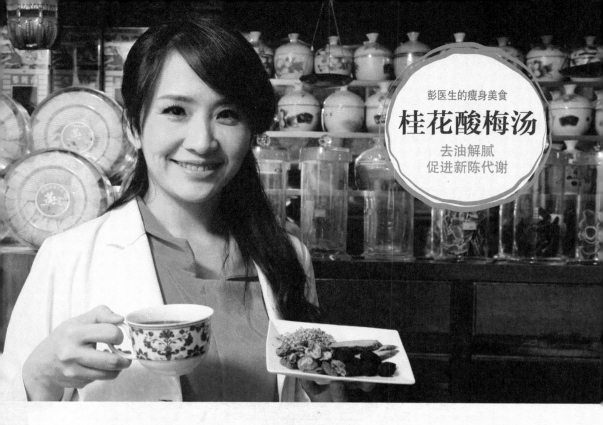

桂花酸梅汤

去油解腻
促进新陈代谢

材料

山楂 25 克，乌梅 25 克，甘草 5 克，桂花 5 克，冰糖适量。

做法

将以上材料加 1 000 毫升开水冲泡。

功效

山楂可去油解腻，消食化积；乌梅可生津止渴，消除疲劳，促进新陈代谢；甘草可补益脾气，增强脾胃功能。

玉竹菠菜汤

材料：玉竹 30 克，菠菜 200 克，盐适量。

做法：将玉竹洗净，去掉根须，切碎煎汤，去渣，取浓汁。菠菜洗净后切碎，将玉竹浓汁连同菠菜碎一起放入锅内，加入适量清水煮汤，煮开后加盐调味。

功效：止渴、润肠、减肥。现代研究表明，玉竹有改善血液循环、降低血糖、强心等作用，可预防糖尿病、高脂血症、心脏病，还有减缓皮肤衰老、增强皮肤弹性等作用。

绿豆薏米汤

材料：绿豆 100 克，薏米 100 克，白糖适量。

做法：将薏米及绿豆洗净后，放入砂锅内，加入适量的清水，煮沸后转小火煮至绿豆、薏米熟烂，加白糖调味。

功效：清热、利湿、减肥。

豌豆黄

流传自宫廷的京城小点心豌豆黄，是将豌豆煮至软糊后过筛，调入冰糖、桂花，待其凝固后再压制成形。豌豆黄细而不腻，微甘带甜的滋味与热茶相配，更显迷人风味，是古人的消暑圣品。豌豆黄有益脾胃，还可生津解渴、利尿。

现代人常熬夜、抽烟、喝酒，又常吃烤、炸、辣的食物，容易上火，可以常吃豌豆黄来清热解毒。

大吃大喝之后减肥有术

想要减肥，三餐饮食一定需要保持规律。如果有推不开的应酬，我们必须思考在大吃大喝之后如何减肥，这也是有一些小技巧的。首先，尽量提高蔬果的摄取量，少吃隔夜菜，饮食以"七分饱"为原则，并避免吃零食。其次，改变烹调方式，以蒸煮替代油炸、煎烤。然后，饮食顺序变为先吃菜，再吃肉、饭。再搭配运动和调整作息来弥补。

饮食简单化帮助肠道休息

在大吃大喝之后，为了减轻肠胃的负担，最好的调理方式就是"休息"。饮食的调整上，建议采取清淡饮食。

可以有技巧地在三餐中选择一餐，替换成比较清淡、方便代谢的食物，帮助减少摄入的热量。一定要避免"大小餐"，即这一餐完全不吃，下一餐吃太多；白天都不吃东西，晚上突然吃得很撑。"暴饮暴食""大小餐"，相当于迅速扩张胃容积，这非但不能达到减肥效果，反而会增加食物摄入量，得不偿失。这是非常不利于养生的减肥方法。

均衡饮食，增加蔬果摄入量

适当采取清淡的饮食，做到日常营养素摄入均衡，尤其是常在外面吃饭的"外食族"，应均衡摄取根茎、花果类食物，并尽量做到食用的食材各种颜色都有，以顺应中医"用五色来调理五脏"的原则。若身处湿热气候，常吃薏米是相当不错的选择。薏米属于五谷杂粮，具有除湿、消水肿的效果，还有美白以及抗癌的功效。但必须注意的是，市面上常见的各类薏米饮品，大大降低了薏米的功效，并不具有上述功效。

若想维持美好体态，除了适量饮食外，还需养成随时量体重的好习惯，作为一种警醒自己的方式。

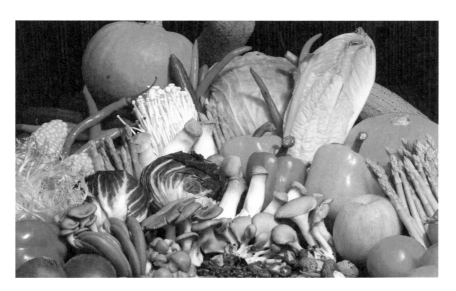

▲"外食族"应均衡摄取根茎、花果类食物，并尽量做到食用的食材各种颜色都有，以顺应中医"用五色来调理五脏"的原则。

促进新陈代谢，泡温泉效果佳

泡温泉已经是现代人常见的休闲方式之一，也因为现代人越来越爱泡温泉，所以很多酒店都有温泉。这让泡温泉不再只是旅游时才能安排的活动，而是想到就能去的休闲娱乐项目。

泡温泉有什么好处

促进血液循环，加强新陈代谢　泡温泉有一个很大的作用，就是促进血液循环，加强新陈代谢。如果血液循环不顺畅，新陈代谢的速度也会跟着变慢，这会给身体健康带来负面影响。泡温泉的时候，恰到好处的水温可以加速血液循环，让身体可以顺利地代谢废物。通常手脚冰冷的人，可以因为泡温泉而得到改善。

增进热量消耗，有助于瘦身　就像前面所说，泡温泉可以促进血液循环，加速身体的新陈代谢，这样身体就不会轻易堆积多余的脂肪。泡温泉时会大量流汗，这也有助于消耗热量，如果是平时都不运动的人，不妨通过泡温泉来消耗一下热量，虽然促进新陈代谢的效果不如运动，但总比什么都不做好。

消除身体疲劳，舒缓情绪　现代人工作越来越忙碌，为了生活而奔忙，导致压力越来越大，所以一定要舒缓情绪，而泡温泉不仅可以让情绪获得舒缓，也可以让疲惫的身体获得休息。如果睡眠质量不太好，不妨试着去泡泡温泉，有很好地助眠效果。

让皮肤变得更好 泡温泉流汗有助于身体排毒，会让皮下组织的角质层更新、再生，进而让皮肤变得更好。

五大代表温泉

温泉分不同的种类，每一种温泉都有不同的作用，接下来对温泉进行简单的介绍，主要介绍具有代表性的五大温泉以及它们的功效。

硫黄泉 硫黄泉有助于改善慢性皮肤病，不仅能够排毒、解毒、止痒，还可以软化肌肤的角质。但硫黄泉并不适合年纪比较大的人以及体质比较虚弱的人。

食盐泉 食盐泉有利于改善肌肤，很适合皮肤不好的人。另外，食盐泉有利于缓解手脚冰冷、哮喘等症状。但食盐泉并不适合患高血压、肺结核的人。

碳酸泉 碳酸泉可以促进血液循环，改善心脏及血管的功能，风湿、关节炎等症状也可以通过泡碳酸泉得以改善。但碳酸泉并不适合肠胃及肾脏不好的人。

单纯泉 单纯泉有助于减轻身体的疼痛，可以促进血液循环，很适合年纪比较大的人。

碳酸氢钠泉 碳酸氢钠泉有利改善皮肤状况，也可以软化肌肤的角质，很适合女孩子。另外，碳酸氢钠泉还有消炎的作用。

温泉三大功效

据研究显示，泡温泉其实是一种非常好的疗养方法，除了医疗上的治疗之外，也可以把温泉当作一种辅助疗法。温泉主要具有以下三大功效。

热疗效应 泡温泉可以减缓肌肉疼痛、肌肉痉挛，还可以促进血液循环，增加肌腱的伸展性，还有助于调节人体的免疫力及内分泌。

机械力学效应 温泉的水压会使腹内压、中心静脉压、脑脊髓液压升高，产生利尿效果。泡温泉会增强身体的伸展性，可以使肌肉放松、减少疼痛，让身体的活动更加顺畅，从而有助于改善运动机能。

化学效应 大家都知道温泉是地下的水源，而不同地方的温泉，因为拥有不同的矿物成分，所以其功效也就不尽相同。因此如果想要改善特定症状，不妨先调查一下各地的温泉及其疗效。

泡温泉的禁忌

虽然说泡温泉有非常多的好处，但并不是所有人在任何时候都能随意泡温泉，还是有一些禁忌需要注意，所以一定要先了解自己的身体状况，再选择是否泡温泉，可参考以下条件。

肚子饿的时候不能泡温泉，否则容易出现头晕、想吐等情况。刚泡完温泉，也不要一下吃太多东西。

如果正在发烧，也不能泡温泉。

如果身体处于非常疲累的状态，泡温泉可能会让你越来越累。

如果有睡眠不足的情况，突然泡温泉可能会导致休克、脑出血。

如果心情亢奋，心跳速度非常快，也不适合泡温泉。

喝醉酒更不要泡温泉。

如果有以下疾病，请不要泡温泉，如皮肤病（包括敏感性皮肤、急性湿疹等）、急性关节炎、多发性硬化症、出血性疾病等。

如果是以下疾病的患者，都请经过医生的同意后再泡温泉，如高血压、心脏病、慢性肺病、哮喘、肿瘤、白血病、糖尿病等。

如果有外伤，或是伤口已经发炎、化脓，不要泡温泉。

女性在怀孕初期、末期以及月经期，都不要泡温泉。

另外，在泡温泉的时候，只要感到不舒服，就请立刻离开。

心血管疾病患者冬季泡温泉需谨慎

前面有提到一些不适合泡温泉的人，这当中最需要注意的就是心血管疾病患者，例如患有心脏病、高血压者以及曾经有脑卒中或是心肌梗死的患者，更要格外地小心。并不是说这些人不能泡温泉，而是要咨询医生后再泡。

天气慢慢转冷时，大家很想要泡温泉来暖身体，但是水温高的温泉会加速人体的血液循环，容易让心血管疾病患者感到胸闷、呼吸不顺，也可能导致血压不稳，如果在超过42℃的水中泡15分钟以上，甚至可能导致心肌梗死。

如果心血管疾病患者很想要泡温泉，请严格遵守以下的步骤。

步骤一：先咨询医生，确认自己的状况是否适合泡温泉。

步骤二：如果医生说可以，请选择户外温泉，因为室内温泉空气往往流通不畅，容易引起呼吸困难。但是户外气温低，跟水温之间的温差过大，可能让患者的心脏负担较重，因此泡温泉之前要先淋浴，让身体适应水温，且泡温泉的时候，不要让水没过心脏。另外，千万不要单独前往泡温泉。泡温泉时，只要一感到头晕、缺氧、气闷，就应立刻求救。

步骤三：每次浸泡不要超过10分钟，最多不要超过3次。

步骤四：泡完之后，至少补充500毫升水，以免身体因缺水而休克。

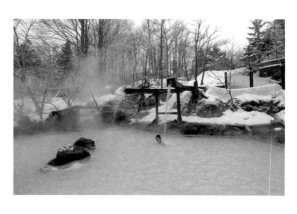

◀ 因室外气温低，气温与跟水温之间的温差，可能会让患者的心脏负担较重，所以泡户外温泉须特别注意。

破解不靠谱的缓解便秘偏方

　　常有人抱怨，明明已经吃了很多蔬菜、水果了，却仍受便秘的困扰。其实，蔬菜和水果虽然富含膳食纤维，但如果喝水不够多，反而容易导致便秘。因为食物在经过肠胃消化后，剩余的残渣会形成粪便，此时粪便会和大肠抢水分，若体内水分不足，就可能诱发便秘。

　　当然，如果蔬果摄取不足，也无法每天排便。粪便留在大肠的时间久了，其中的水分会被重新吸收，粪便就会更得干燥，更难排出体外。如运动不足，肠道血液循环不佳，常吃烤、炸、辣的食物等，都有可能造成肠道蠕动不佳，进而导致便秘。

　　另外，一些慢性疾病，如糖尿病并发症、神经内科疾病、甲状腺功能低下，甚至情绪上压力过大，都可能会导致便秘。所以想要排便顺畅，除了平时均衡饮食，补充足够的膳食纤维外，也应摄取充足的水分，配合运动，增强肠道蠕动能力。只有从改善平时生活习惯开始，才能有效减少便秘，也能降低罹患大肠癌等疾病的风险。

　　以下分析流传的偏方，是否真的有助于排便。

三餐中加入辣椒有利于缓解便秘吗

有这种说法：辣椒具有刺激性，吃进体内可以刺激消化道，从而促进肠胃蠕动。但是，正因为辣椒有刺激性，所以不适合摄取太多，如果吃得太辣，反而会对身体造成伤害。虽然三餐吃辣椒这个说法不完全是错误的，但并不赞成便秘的患者使用这种方法。如果长期受便秘所苦，要先找出便秘的原因，再进一步寻求解决方案。

口服维生素 C 补充剂可行吗

不爱吃蔬菜、水果的人一定常听人这样说："蔬菜、水果含有丰富的维生素，如果不吃容易导致便秘。"但有些人常年在外面吃饭，很少吃蔬果，或是有些人忙到没时间吃水果。因此，这类人往往都会依赖口服的维生素 C 补充剂。

维生素 C 补充剂经常会被用来缓解便秘，但是如果长期依赖，可能会引起一些不良反应，因此不建议长期大剂量服用维生素 C，还是直接从新鲜水果及蔬菜中摄取维生素 C 比较好。

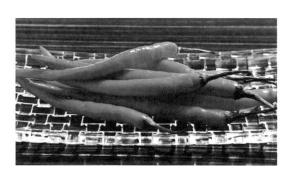

◄ 辣椒具有刺激性，可以给消化道带来刺激，促进肠胃蠕动，但是若摄取太多，反而可能对身体造成伤害。

早上喝盐水通便管用吗

曾经有人说，早上起床喝一杯淡盐水有助于排便，我不认可这个理论。要知道，摄取过多的盐分，会对身体造成很大的负担。

也许有人会说一天一杯淡盐水，会有什么问题呢？但是人一整天不可能只摄取早上那一点点的盐分。何况人在睡觉时，身体仍然处于工作状态，如果早上起来立刻喝盐水，可能会导致脱水。早上喝水是对的，但不必额外加盐，一早起来立刻喝一杯温水，便可以唤醒沉睡中的肠胃道，促进肠胃蠕动，这样就可以达到通便的作用。

鲜榨蔬果汁有利于促进肠胃蠕动吗

新鲜水果中富含人体需要的维生素 C，而维生素 C 可以促进肠胃蠕动。此外，很多人认为喝鲜榨果汁很方便，便用鲜榨果汁代替水果、蔬菜，这样也算是补充了维生素 C，但这样做其实对健康不利。

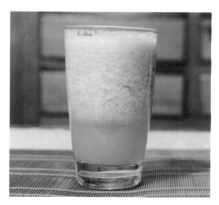

▶ 蔬果被榨成汁的过程中流失了很多人体需要的不溶性膳食纤维，而这些膳食纤维正是刺激肠胃蠕动的关键。

蔬菜和水果在被榨成果汁的过程中其实流失了很多不溶性膳食纤维，这些膳食纤维对人体来说正是不可缺少的——促进肠胃蠕动，所以将蔬果榨成汁等于是把促进排便的关键成分排除了。因此，建议大家还是直接从蔬菜及新鲜水果中摄取维生素 C，而不是将蔬菜、水果榨汁。

便秘时喝浓茶有用吗

多喝水可以帮助排便，那么茶呢？这个问题我给出的答案是否定的，虽然茶跟水同样都给身体带来水分，但茶中的很多成分是水中没有的，而且有些成分不仅不能改善便秘，还有可能会造成便秘。

茶当中有一种叫作茶多酚的物质，会影响人体的吸收功能，导致便秘，所以有便秘问题的人千万不要常喝茶，尤其是浓茶。实在想喝茶的便秘者，可以搭配能够治疗便秘的中药茶饮，但也不能过度依赖，白开水仍是最好的选择。

番泻叶缓解便秘可信吗

因为番泻叶具有清宿便的作用，所以有人会拿它缓解便秘。吃一点点或许还可以，如果吃的剂量太大，可能影响消化系统正常工作，还会引起呕吐的不良反应，所以不能使用番泻叶来治疗便秘。此外，因为番泻叶可以清宿便，排除身体多余的水分，所以被很多商家加在减肥茶中售卖，这曾经引起过很多健康问题，因此我不赞成使用番泻叶，尤其不能过度依赖番泻叶缓解便秘。

大黄是中医常用的泻剂吗

大黄是中医常用的泻剂之一，具有清肠通便的作用，但中医认为，大黄的毒性很强，不适合长期服用。长期服用可能会让身体没办法吸收足够的营养，甚至会导致慢性肝炎、肾衰竭、肾结石、心律不齐等问题，所以千万不可以过度依赖大黄来缓解便秘。大黄通常只能使用在急性的便秘中，如果是长期的便秘患者，建议找个专业的中医，寻求最适合自己的治疗方法。

小腹肥胖

1min 重点

小腹凸出大不同

【水肿型小腹】因代谢速度比较慢导致的水肿，应避免食用生冷食物，多运动提升身体的代谢率。

【姿势不良型小腹】长时间站姿或坐姿不正确导致的小腹凸出，应注意纠正自己的姿势，必要时可以请推拿师帮忙。

【气虚型小腹】其他部位都不胖，只有小腹凸出，应调整生活作息，不熬夜、不抽烟、不喝酒，养成规律运动的习惯，也可找中医调理。

【脂肪型小腹】因为肥胖而产生的小腹凸出，应调整饮食结构，多运动。可找专业的中医调理。

【便秘型小腹】多吃高膳食纤维的食物，常运动以促进肠胃蠕动，也可以找专业的中医调理。

凡是有减肥经验的人，可能都听人说过小腹最难瘦。以至于有人怀疑，一旦脂肪累积在小腹，是不是根本就瘦不下来？

其实并不是这样的，腹部的脂肪并不是顽固到减不掉，但前提是必须配合运动，唯有饮食加运动才能摆脱腹部的脂肪，否则就算吃得再少，恐怕脂肪也会和小腹永远共存了。不过，造成小腹肥胖的原因有很多种，除了脂肪堆积之外，也可能是因为骨盆前倾，如果是这种类型，就得寻求其他的解决方法了。

腹肌松弛造成的小腹肥胖

姿势不良、骨盆前倾　不论是站姿还是坐姿，如果长时间姿势不正确，就容易导致小腹凸出，比如长时间驼背，就会导致脂肪堆积在小腹。如果是经常穿高跟鞋，或是人到中年又没有运动习惯，就比较容易出现骨盆前倾的问题。因为身体是会不断变化的，为了要维持平衡，骨盆就会自己向前倾，进而导致小腹凸出。但不论是姿势不良或是骨盆前倾，其实都是可以矫正的，所以不用太过担忧。

产后　刚生产完的女性，通常有小腹凸出的问题。导致这一问题的原因可能有以下几种：第一，因为怀孕期间吃得比较多，导致腹部累积了较多的脂肪；第二，肚子因怀孕而被撑大，导致产后肚皮松弛，但不用太担心，只要寻求健康的瘦身方法，让自己慢慢瘦下来，一定可以回到生产前的状态。再强调一点，哺乳也会帮助瘦身。

脂肪堆积　这应该是导致小腹凸出的最主要的原因。肥胖现在已经是常见的"富贵病"之一，而小腹是身体最容易胖的部位，也是最难瘦的部位。但也不是瘦不下来，只要选择正确的减肥方式，配合运动，绝对可以瘦下来的。

何谓"骨盆前倾"产生的小腹凸出

如同前面所提到的，经常穿高跟鞋以及缺乏运动的中年女性，比较容易有骨盆前倾的问题。穿高跟鞋的时候，因为脚跟会被抬高，为了保持身体的平衡，骨盆就会向前倾。而缺乏运动的中年女性，本来就很容易在腹部及臀部累积脂肪，如果又缺乏运动，就会导致身体渐渐失去平衡，这时为了保持身体的平衡，骨盆就会向前倾。

如何验证自己是否有骨盆前倾的问题呢？方法其实很简单。先找一面平整的墙壁，将背部及臀部紧贴于墙上，然后握紧拳头，放入墙壁和腰的空隙中，如果墙壁跟腰之间还有空隙，就表示你有骨盆前倾的问题。

针对腹部松弛型的小腹肥胖有什么方法

因为腹部松弛而导致的小腹肥胖，一般来说，比较容易出现在刚生产完的女性身上。因为怀孕时肚子会被撑大，而孩子出生后，肚皮还没恢复原状，进而变得松弛。常有新妈妈因为

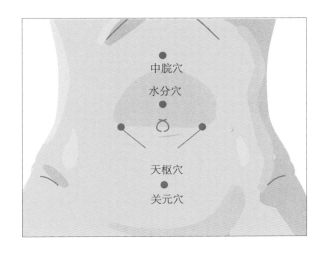

中脘穴

水分穴

天枢穴

关元穴

这个问题感到困扰，现在我要告诉大家一个改善腹部松弛的好方法——刮痧。

我们人体有无数条经络，而腹部更是人体经络循行的主要部位，如果没有运动的习惯，腹部的经络就容易阻塞。这时最好的疏通方法就是刮痧，只要学会刮痧，并且经常实施，消除腹部的赘肉绝对不是难事。

除了刮痧之外，也有一些能够帮助瘦小腹的穴位，例如天枢穴（肚脐旁 2 寸）、水分穴（肚脐上 1 寸）、关元穴（肚脐下 3寸）、中脘穴（肚脐上 4 寸）等，只要经常按压，就有助于消除堆积在小腹的脂肪。

小腹变大对健康有什么影响

腰围在健康中扮演着相当重要的角色，腰围可以直接反映出腹部脂肪有多少。腰围过大的人，会比一般人容易罹患疾病，例如糖尿病、高血压、心脏病、高脂血症、骨质疏松、阿尔茨海默病等。

如果腹部堆积了太多脂肪，就容易影响身体的代谢，进而提升患心血管疾病的风险。另外，研究显示，肥胖容易影响到睡眠质量，而睡眠质量更是跟身体健康息息相关。有学者认为，腰围越粗，患阿尔茨海默病的概率越大。

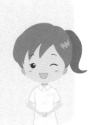

腰围大小也是判断肥胖程度的一个很好的方法。通常，健康状态下男性腰围应不大于85厘米，女性腰围应不大80厘米，超过标准即为腹部型肥胖。

避免小腹凸出的方法

水肿型小腹 大部分人其实都有水肿的问题，只是轻微跟严重的差别。有些人代谢速度比较慢，很难将身体中多余的水分排出体外，所以就容易出现水肿。如果有这样的问题，建议避免食用生冷的食物。另外，平时也要多运动，提升身体的代谢率，这才有利于水分排出体外。

姿势不良型小腹 如果长时间站姿或坐姿不正确，身体就会为了维持平衡进行调整，可能会导致骨盆向前倾，小腹就会因此而凸出。如果有这样的问题，就要纠正自己的姿势，可以请推拿师帮忙。

气虚型小腹　有些人明明其他部位都不胖，唯独就是小腹凸出，这种人通常都属于气虚型小腹。如果有这样的问题，建议调整自己的生活作息和饮食习惯，不熬夜、不抽烟、不喝酒，同时也要养成良好的运动习惯。另外，也可以找专业的中医帮助调理。

脂肪型小腹　这是最常见的例子，即因为肥胖而产生的小腹。如果有这样的问题，应尽快拟订最适合自己的减肥计划，不仅要调整饮食方式，也要多运动。另外，找专业的中医调理也不错。

便秘型小腹　便秘已经变成现代的常见病之一。如果有这样的问题，要多吃一些富含膳食纤维的食物，也要多运动，以促进肠胃蠕动。

长期便秘，可能要注意哪些妇科疾病

据研究显示，在长期便秘者当中，越来越多的人也同时罹患宫颈癌。就宫颈癌来说，在罹患此病者当中，有部分人会因此而影响正常的肠胃蠕动，进而导致便秘。所以，千万不要认为便秘只是小问题，如果超过 3 周都未改善便秘，最好就医，检查是否有合并妇科疾病。如果排便不顺畅，平时就要多补充富含膳食纤维的食物，也要多喝水，并且保持适量的运动。

生活好习惯，拒当"小腹婆"

学会选择富含碳水化合物类食物 杜绝富含碳水化合物的食物，并不一定能让小腹瘦下来，反而可能导致营养失衡。可以选择地瓜、糙米、全麦等，不仅让人有饱足感，也可以让人充满精神。这类食物更容易被身体消化吸收，但也并不是怎么吃都没关系，还是要拿捏好分量。

多吃能够利尿的食物 有水肿问题的人，可以多吃薏米、冬瓜、红豆、绿豆、菠菜、西瓜等具有利尿功能的食物，让身体排出多余的水分。咖啡、红茶、绿茶等，其实也具有利尿作用，但是一天不能摄取过多。

不要摄取太多盐 因为盐会让水更难排出体外，容易让水肿更加严重，所以像腌制食品、罐头、方便面等，要少吃或不吃，否则会影响身体的新陈代谢。

远离甜食、高油食物 平时要多注意自己饮食中的糖和油的含量，建议多选用橄榄油。而甜点则是少吃为好。

下半身肥胖

25 岁之后新陈代谢会变慢吗

新陈代谢是指人体为了维持生命及修复身体机能，所进行的吸收、消耗、转换、储存能量等一系列过程。新陈代谢的速率，代表细胞生长与身体老化的速度。

影响新陈代谢速率的因素有年龄、体重、内分泌、遗传等。年龄越大，所需的热量就会越少，人体从出生之后新陈代谢会不断提高，根据统计显示，25 岁会到达高峰，之后新陈代谢率便会随年龄增长逐年下降、变慢，进而开始出现衰老现象。

臀部下垂

臀部下垂，中医有什么自我拉提的方法

根据中医理论，经络遍布全身，内连脏腑，外络肢节，经络阻塞不顺，便会影响身体机能运作，可以说五脏六腑与经络动态息息相关。

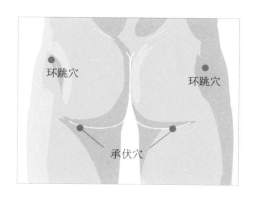

环跳穴

环跳穴

承伏穴

人体中共有三百六十多个穴位以及十二经络，按压特定穴位可疏通所属经络，从而刺激神经传导，达到减肥的效果。而主管臀部的穴位为承伏穴、环跳穴。

承伏穴 位于臀部跟大腿交界处的正中央下缘，左右各一。垂直按压承伏穴，再将指力往上勾起，可疏经活络，刺激臀部肌肉的收缩，达到提升紧实、拉提臀部线条的效果，改善臀部下垂的状况。

环跳穴 位于两臀部外侧的正中间，股骨后方凹陷处，为足少阳胆经的经穴，接近髋关节。用拇指按压，圈状按摩此穴可改善血液循环，消除下半身堆积的脂肪与浮肿。

脂肪型的臀部肥胖后果严重

脂肪型臀部肥胖，多是因为摄取的食物热量过高。生活压力过大、作息不规律，也会导致脂肪堆积，使体脂异常，进而成为心脏病、高血压等心血管疾病的诱因。身体机能代谢也会因此变弱，甚至出现内分泌失调的情况。尤其对于女性肥胖者来说，过多的脂肪会影响卵巢周期活动，使排卵、月经期处于不正常状态，易引发子宫肌瘤等疾病，还可能会抑制卵泡发育，引发不孕。

如何消除脂肪型的臀部肥胖

要消除脂肪型肥胖，可选择有促进血液循环功能的食品，来加速脂肪氧化分解。同时，节制饮食，避免高糖、高油饮食，少喝饮料，并加强局部运动，如抬腿运动，多活动屁股和大腿肌肉，可使下半身循环代谢加快，减少脂肪堆积。

中医有针灸、穴位按摩等改善肥胖的方法，但中医讲究辨证论治，因为个人体质不同，需求不一，肥胖类型有别，所以中医的减肥方法会有所不同，并非每一种方法都适用于所有人。

脂肪型肥胖者，应先行减肥，再辅以平衡饮食、规律作息、合理运动来帮助改善体质，使体重稳步下降。然后辅以针灸、穴位按摩来达到减肥效果。但最重要的还是在减肥前了解自己身体状况。

大腿肥胖

爱美的女性一定都非常向往女明星的美腿，因为她们不论穿短裤、短裙还是紧身牛仔裤，都非常好看。现在告诉大家针对大腿塑形，哪些穴道是最有效的。伏兔

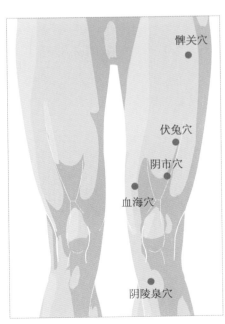

穴、阴市穴、髀关穴、阴陵泉穴、血海穴，这些穴位都有很好地塑形大腿效果，建议各位女性对这些穴位进行按压，或请专业的中医进行针灸。另外，有四条经络也想要介绍给大家，分别是脾经、胆经、肝经、肾经，这四条经络都有助于瘦腿，只选一条刮痧就好，若是不懂得如何刮痧，或是不知道确切位置，可以先咨询中医。

水肿型大腿肥胖产生的不良后果

水肿型的大腿肥胖，多因淋巴循环不良所致。身体代谢差，皮肤肌肉变得松软、无弹性，体内废物也不易排出体外。吃过多重口味、刺激的食物，久坐或久站的工作方式，缺乏运动，都易导致水肿型肥胖。

尤其是在电脑前久坐者，还会出现各种颈椎问题，四肢也会出现麻痹及水肿症状。此外，若消化系统功能差，还会出现便秘的情况。因此水肿型肥胖者，应选用能促进淋巴循环，排除体内水分，有利尿作用的食物，同时还要改变不良的生活习惯。

消除水肿型大腿肥胖

水肿型大腿肥胖，可以指压主管大腿的穴位，如肾俞穴、殷门穴、环跳穴、委中穴等来改善。

肾俞穴　位于骨盆上方，可通调经络。

环跳穴 位于两侧臀部正中央，是足少阳胆经的经穴。经常按摩此穴可改善血液循环，有预防臀部下垂的效果，也有助于消除下半身水肿。

殷门穴 位于大腿后侧，在承扶穴下方。指压此穴可消除大腿赘肉，塑造腿部曲线。

委中穴 位于膝盖后方正中央的膝窝处。按摩此穴，主要可改善腿部肿胀，促进血液循环，修饰腿部线条。

另外，茯苓、薏米、决明子、陈皮等有除湿利水的功效；山楂、丝瓜、苦瓜也都可以煮成茶饮，以茶代水来改善水肿型肥胖的体质。

"萝卜腿"

拥有纤细美腿一定是所有女性的梦想，最痛恨的当然就是"萝卜腿"。告诉大家针对改善"萝卜腿"，按压哪些穴位是最有效的。按压承山穴、承筋穴对"萝卜腿"有很好的改善效果，建议各位女性按压这些穴位，或是请专业的中医进行针灸。另外，有两条经络要推荐给大家，分别是胃经、胆经。按摩这两条经络不仅可以帮助消除"萝卜腿"，也可以顺畅气血。

只要坚持按压这些穴位，再配合饮食调理，一定可以达到刺激血液循环，减少脂肪堆积，美化腿部肌肉线条的目的。

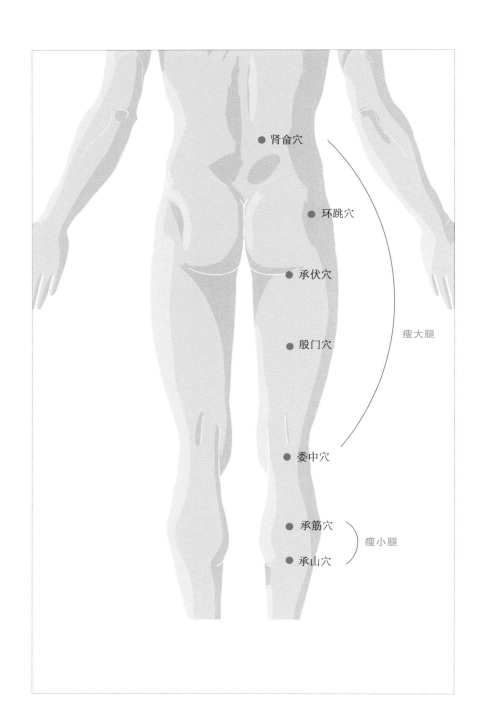

● 肾俞穴

● 环跳穴

● 承伏穴

瘦大腿

● 殷门穴

● 委中穴

● 承筋穴

瘦小腿

● 承山穴

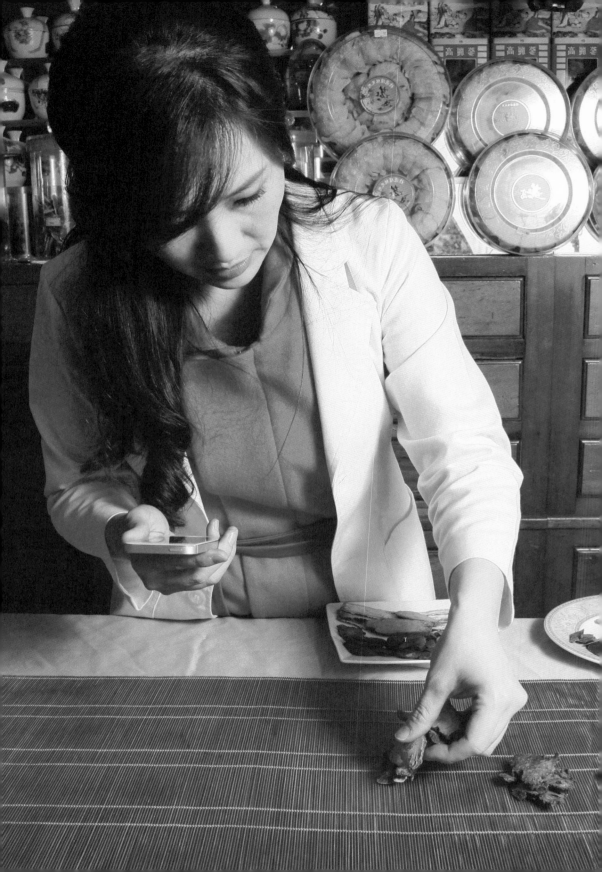

第二章

补中益气

　　月经期的女性应如何保养？所谓补肾、补血，补的是什么？本章将从中医的角度说补肾，为大家提供正确的保养概念以及提升精力、体力和活力的良方。

中医看女性月经期

1min 重点

女性月经期，这样保养就对了

【气滞型】表现为心情低落、脾气暴躁、便秘。可用疏肝解郁的方剂：逍遥散、柴胡疏肝散。可常喝玫瑰花茶、薄荷茶等缓解症状。

【阴虚型】表现为疲劳、尿频、腰酸、睡眠差，适用健脾补肾的方剂：知母地黄汤、知柏地黄丸、六味地黄丸。多吃百合、银耳、木瓜、菠菜、山药、糯米、花生、香菇、鸡肉、牛肉等食物。

【饮食宜忌快览】宜：经前喝牛奶、豆浆，吃木瓜、土豆，帮助丰胸；月经期喝甜酒酿，可减缓生理痛。忌：为减缓生理痛，要避免食用偏寒、偏酸、偏辣的食物。

月经期来之前会有什么征兆

女性在月经前，总是会出现一些征兆，通常人们称之为经前期综合征。一般的症状有：易怒、暴躁、便秘、青春痘、心情低落、精神状态差、水肿等。那么，应如何解决这些问题？以中医的观点来看，可将经前期综合征分成两种类型，分别是气滞型和阴虚型。

气滞型 表现为心情低落、脾气暴躁、便秘、乳房胀痛，应对这种类型的经前期综合征通常会使用疏肝解郁法，纾解不良的情绪，减轻患者的压力。使用逍遥散、柴胡疏肝散等复方中药，都有很好的疗效。另外，食用一些食物或者喝一些花茶也对缓解症状有帮助，例如柑橘、荞麦、韭菜、大蒜、玫瑰花茶、薄荷茶等。

阴虚型 表现为容易疲劳、尿频、腰酸、睡眠质量差，应对这种类型的经前期综合征通常会使用健脾补肾法。因为患者体质较虚，可通过滋补肝肾，帮身体补元气。知母地黄汤、知柏地黄丸、六味地黄丸、健固汤、肾气丸等方都有很好的疗效。另外，饮食中多选择百合、银耳、木瓜、菠菜、山药、糯米、大麦、花生、香菇、鸡肉、牛肉等，对缓解此症也很有帮助。

从中医的角度解释生理痛

中医认为，痛经是因为体内的气血不顺畅导致排血困难，当经血没办法顺利排出体外时，就会出现痛经。通常会将痛经患者分成三种类型。

气血虚弱型　这个问题是因为"三经"亏损所导致的。所谓三经，是指心经、脾经、肾经。因为三经亏损造成了气血虚弱，所以除了痛经之外，通常还会有头痛、恶心、眩晕、体寒等症状。

肝郁气滞型　中医称之为"肝脾不和"。这种类型的痛经，在月经期前会出现腹痛的情况，月经期中也不见改善，还会有血块。除了痛经之外，还会出现情绪不稳定的症状。

寒湿凝滞型　这种类型的痛经在月经期前就表现为腹痛，月经期中也不见改善，还会感到腰酸背痛，靠热敷才能舒缓。

如果长期痛经，会有什么不良后果？

研究显示，长期痛经可能会导致脑部产生变化。因为长期忍受痛经之苦，会让心情长期处于低落、忧郁的状态，情绪容易变得暴躁。这样的恶性循环，会给身体带来极大的压力。压力可能影响脑部，如果继续忍受而不处理，就会让这样的情形继续恶化，变得难以控制。如果有痛经的问题，建议及早治疗，不要一直忍耐。

哪些人更容易痛经

一般来说，有的人可能是遗传性痛经。有的人可能是因为不良的生活习惯，如抽烟、喝酒，或是身体肥胖导致的痛经。

中医认为，痛经的人分成两种体质。

阳虚体质 这一类型的人体质偏虚，容易手脚冰冷，也格外怕冷，就算夏天也不愿待在开空调的屋子里，小便的颜色比较清。建议这一类型的人平时多吃一些属性较热的食物，例如牛肉、羊肉、生姜、当归等，少吃西瓜、梨子等属性较凉的食物，尽量不要喝冰饮。

血瘀体质 这一类型的人肤色跟唇色都会比较暗沉，舌头的颜色也偏紫，皮肤粗糙，刷牙时经常出血，身体也不时出现瘀青，情绪也会比较暴躁，经血的颜色偏暗伴有血块。建议这一类型的人平时可以多吃一些活血行气、疏肝解郁的食物，如金橘、山楂、玫瑰花、黑豆、川芎等，不要吃得太过油腻。

自制酸梅汤帮助减缓痛经

酸梅汤的成分有乌梅、山楂、甘草、洛神花，里面含有

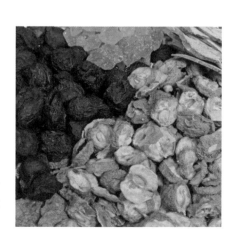

▶ 乌梅、山楂、甘草、洛神花，里面含有很多人体需要的微量元素，能够保健强身。

很多人体需要的营养素，如氨基酸、不饱和脂肪酸、膳食纤维等。

中医认为，酸梅汤中的山楂，可以帮助舒缓月经期的不适。山楂属性较温，能够活血行气，进而达到舒缓痛经的功效，也能够疏肝解郁，缓解暴躁的情绪。

如果深受生理痛所苦，建议找个专业的中医，依体质具体调理更好。如果乱用市面上的商业产品，不仅没有用，恐怕还会引起副作用。

穴位按摩缓解痛经

按摩一些穴位也可以帮助改善痛经的问题，如合谷穴、中极穴、关元穴、血海穴、三阴交穴、太冲穴等。这些穴位可以多加按摩，也可以请中医针灸，同样有助于舒缓痛经的效果。

按这里，缓解生理痛

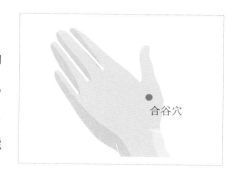

合谷穴

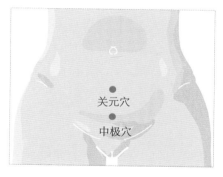

关元穴

中极穴

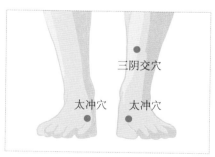

三阴交穴

太冲穴　　太冲穴

月经期结束后如何补充营养

　　每个月一次的月经期，其实对女性而言非常消耗体力。月经期结束后，不仅身体会感到疲累，免疫力也有所下降，部分女性总是在月经期后感冒，皮肤变差就是这个原因。这种时候最好适时补充一些营养，建议各位女性多吃一些含胶质的食物，如猪蹄、银耳、海参等。胶质不仅对皮肤有益，也有助于调节免疫力。

　　最推荐的就是银耳，因为其他食物虽然富含胶质，但也含有很多脂肪，吃多了容易发胖，但低热量的银耳就不会有这个问题。如果用银耳配合红枣煮成红枣银耳羹在冬季吃，不仅能

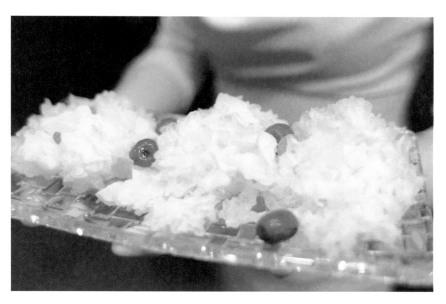

▲ 银耳配合红枣煮成红枣银耳羹在冬季吃，可以调节免疫力，还能够让身体变得更暖。

够调节免疫力，还能够让身体变得暖一些。除此之外，如果月经期过后有手脚冰冷的问题，则表示气血较虚，建议喝一些鸡汤、黑糖姜茶等，不仅可以促进血液循环，还能够调节免疫力。

平常使用护垫好吗

如果没有分泌物，其实没有必要使用护垫。有些女性过度依赖护垫，以为可以避免分泌物弄脏内裤，但护垫却会让人感到闷热，也更容易滋长细菌，进而增加患阴道炎的概率。因此，在月经期以外的时间，建议大家尽量不要使用卫生护垫。如果有分泌物的问题，应该就医。若确定需要使用护垫，也要经常更换，让阴部随时保持清洁、干爽。

药用卫生巾是否可以减缓月经期不适

我自己也曾经收过厂商请我试用的药用卫生巾，老实说用起来感觉怪怪的，或许药用卫生巾真的可以舒缓痒感。痒是皮肤的知觉，药用卫生巾当中的薄荷、冰片、明矾等成分，具有清凉消炎的作用，所以可以舒缓因闷热而产生的不适，但想通过卫生巾的药物成分达到舒缓痛经的目的，则根本不可能。

另外，市面上的药用卫生巾成分很复杂，当中的成分并不是每个人都适合，所以使用前一定要咨询医生，判断自己是否适合使用。如果月经期总感到闷热不适，最好的方法是勤换卫生巾，保持阴部的干爽。如果乱使用产品，不仅没有用，还可能出现过敏，或罹患更严重的疾病。

月经期更容易减肥吗

常听人家说月经期大吃大喝也不会发胖。我认为这完全是个谬论。

月经期大吃大喝不仅会发胖，而且因为月经期前后内分泌会发生很大变化，减肥效果反而会比平常差。有些人可能会说，月经期后体重明明减轻了，月经其实减掉的只是水分。因为在月经期前，身体排出多余的水分较难，容易导致水肿，所以如果发现自己在月经期后瘦了，其实只是身体将之前多余的水分排出体外了而已。

其实月经期对减肥是个很大的考验，因为此时大部分女性的食欲都会变得特别好，再加上心情差，就会不自觉拿甜食来填补。建议这时可以选一些热量较低的零食，或是多吃水果、蔬菜，这样不仅能够解馋，也能达到瘦身的效果。

月经期前后适宜丰胸吗

因为在月经期的前三天，卵巢会不断地分泌一种激素，如果在这时多补充一些能够丰胸的食物，如牛奶、木瓜、豆浆、土豆、甜酒酿等，是有利于丰胸的。

中西结合看月经期保养

女性每个月面临月经期时，因为内分泌发生改变而影响肌肤，很多人特别容易长痘，肌肤也变得暗沉。所以清洁肌肤更要格外细心，更要做好防晒跟保湿工作。另外，还应维持适量的运动，并保持良好睡眠，这样才能促进新陈代谢。

中医的保健之道，最重要的就是由内到外进行保养，保肝、保肾、安抚情绪、改善睡眠等，对肌肤保养自然有帮助。另外，平时多按压迎香穴、颧髎穴、攒竹穴等穴位，对改善肌肤问题也很有帮助。

月经期的肌肤保养建议

就像上面提到的，女性月经期时内分泌会发生很大的改变，这时肌肤状况也会跟着改变。很多人都说月经期简直就是肌肤的"危险期"。

一般来看，月经期前，女性的肌肤会变得较敏感。此时一点点的刺激，可能就会给肌肤带来负担。因此很多女性在月经前会长痘。除了长痘，肤色也会变得比较暗沉、粗糙。

月经期过后，有的人肌肤会立刻恢复正常，有的人依然没办法摆脱肌肤问题。因为月经刚离开，激素水平并不会立刻恢复正常，所以不要太着急，要给身体一点时间去适应。这时不要使用太具刺激性的护肤品。

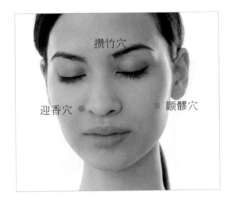

攒竹穴

迎香穴　　　　　颧髎穴

 按这里，皮肤更加水润

生活上的保养，不管什么时候都要做，而且不管从中医的角度来看，还是从西医的角度来看都一样：每天维持适量的运动，促进身体的新陈代谢；养成良好的生活作息习惯，不要睡太晚；每天都要多喝水；饮食方面不要太重口味，少吃油炸食物。另外就是要关注排便的情况，便秘也是肌肤出现问题的常见原因。

在保养方面，清洁、保湿、防晒一定要做足。因为月经期皮肤比较敏感、脆弱，不要使用太具刺激性的护肤品。另外，现在一些流行的医美方法，也是保养肌肤的帮手。但是建议一定要去专业机构做详细咨询，毕竟不是每个人的肌肤都适合所有的疗法。

有一些中药材，例如何首乌、百合、银杏、石菖蒲、桑叶等，在月经期时很适合用于改善肌肤状况。

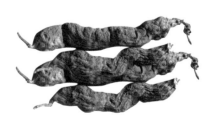

何首乌

月经期饮食禁忌

饮食方面，只要把握一个原则：忌重口味，宜清淡饮食。油炸、辛辣、烟熏、烧烤等食物，刺激性都太高，都会影响肌肤状况。另外，建议在月经期时彻底避免喝冷饮。以中医的观点来看，冷饮对女性本来就不好，不只月经期时不应该喝，平时也应该少喝。许多人都视为保养圣品的珍珠粉，并不建议在月经期服用，因为珍珠粉属性偏凉，若特定体质的女性在月经期食用，恐怕保养不成反而会伤了身体。

保养汤水：四物汤、中将汤与生化汤

据调查显示，有高达七成的人，认为中药温和不伤身。但如果滥用中药材，仍会出现一些问题。所以想要正确进补，一定要找合格的中医，依个人体质进行调养。

通常大家听到最多的进补方法就是四物汤。但是，四物汤不适合所有人，如果体质不适合的人喝了四物汤，可能会出现口干舌燥、冒青春痘等问题。患有卵巢子宫内膜异位症（俗称"巧克力囊肿"）的人，更是不能乱服，如果没有了解正确的服用方式，服用后可能会让囊肿变大。

说明一点，四物汤绝对不能在月经期期间服用，否则可能会影响下一次月经期。月经期结束后，也不要立即服用四物汤，确定在经血完全排净后服用，避免带来负面影响。

以中医的观点来看，女性在月经期若是能够好好调养，就可以让体内的气血调和，气色变得比较红润。所谓调养可以调理脉络，也可以选择活血调经的中药，例如丹参、益母草。待经血完全排净之后，再连续服用7～10天的四物汤，帮助调理气血、强化元气，这样才能达到滋补的功效。

对许多女性朋友来说，四物汤、中将汤及生化汤是耳熟能详的中药饮。但大家真的都了解这三种药饮的使用方法吗？虽然四物汤、中将汤及生化汤都是调养身体的补品，但如果在错误的时机喝或是用错误的方法喝，反而容易引起健康问题。所以女性朋友饮用前要先了解它们的用法与功效，千万不要搞混了。

四物汤：妇科疾病的圣药（平时服用）

四物汤源自《金匮要略》芎归胶艾汤，即由川芎、阿胶、甘草、艾叶、当归、芍药、地黄所组成的方剂，记载于宋朝医典《太平惠民和剂局方》中，是养血、行血、补血的主方，多用于调理妇科疾病。药方由当归、地黄、川芎及芍药组成，主要效用为调经止痛、养血疏筋、通调经血及改善月经期贫血、

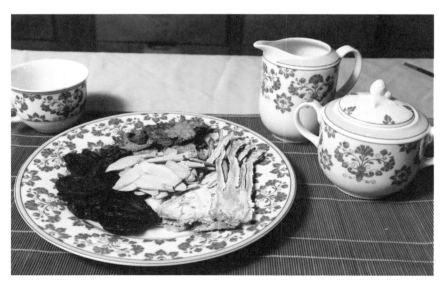

▲ 四物汤是养血、行血、补血的主方，多用于调理妇科疾病。

头晕目眩等状况。服用四物汤有助于滋补血气，使脸色变得红润。若是从年轻时就养成服用习惯，可以滋润肌肤，抗衰老，有助于通顺气血，改善手脚冰冷等症状。因此，四物汤被称为"妇科疾病的圣药"。

四物汤中使用的当归，主要功能为缓解经前期综合征的疼痛、腹胀、阴道干涩等症状。如果使用者有贫血的情况，应该选择能补血、活血的全当归；而如果是血瘀体质者，则要用有活血效果的当归尾。川芎可抗菌消炎，并可在月经期减轻乳房不适，缓解情绪焦虑等症状。月经期常头痛者，可用能活血行气、祛风止痛的生川芎；如果是腹痛较严重的，宜选用可引药入血，增强活血通经效果的酒川芎。

另外，市售芍药以白芍药、赤芍药为主。如果女性朋友在月经期常出现胸闷、乳房胀，或月经期不规律，四物汤中的芍药应使用能养血柔肝、缓中止痛的白芍药；倘若是气血循环差，引起痛经，且血块多、血色暗，应使用可凉血活血、消瘀散肿的赤芍药。

地黄的选择同样也要考虑症状与体质。如果是容易手脚冰冷、身体较虚者，应选用熟地黄来补血强心；如果是月经期容易长青春痘，伴有口干舌燥等虚火现象的，应该选用可清热凉血的生地黄。

但是四物汤不适合所有人，有些女性体质过于燥热，喝过四物汤后反倒出现口干舌燥、冒青春痘等问题，所以不适用。有子宫肌瘤或卵巢子宫内膜异位症者更是不能任意服用。如果服用的方式不正确，可能导致肿瘤变大，所以一定要找合格的中医，确认安全无害后才能使用。

四物汤并非女性专用药

虽然四物汤被称为"妇科疾病的圣药"，但它并不是女性的专用药，男性朋友如果体质适合，也能服用。大家所熟知的十全大补汤当中便有四物汤的成分。不论是男是女，只要有头晕、疲倦、体虚、面色发白的症状，就可以经医生辨证下处方后饮用四物汤。对于经常容易感到疲倦，或有贫血、脸色发白症状，也就是中医所说的"气血不足"问题者，必要时可以每天服用一次四物汤。这对缓解症状有极大助益。

要特别提醒的是，正确饮用四物汤的时机，是在女性非月经期的平时，连续饮用5～7天即可。绝对禁止于月经期服用四物汤，否则可能影响下一次月经期的代谢。月经期结束后也不宜马上服用，最好等两三天，待确定经血已完全排干净后再开始服用。四物汤的原料原本就是中药材，但很多女性把它当成居家保健饮品，想到就喝，结果造成门诊中常有人因喝了太多四物汤，导致月经期时经量过多。

中将汤：改善更年期症状（月经期前后服用）

　　中将汤与四物汤的主治功效不同，四物汤主要用于调养气血，而中将汤以"温经汤"为基础，由16种药材组成，其中包括了四物汤所含的当归、芍药、地黄、川芎，再加上桂皮、茯苓、桃仁、牡丹皮、甘草、人参、干姜、黄连、丁香、陈皮、香附、苍术，同时兼具补血、养气、活血、降火、温经等功效，常用于缓解月经期疼痛、血虚、体寒等症状，也可以改善腹泻、胃肠胀气等问题。对于工作压力大、过劳导致月经期紊乱者，也可用中将汤调理。

　　中将汤对于更年期的症状，像是潮红、盗汗、失眠等，会

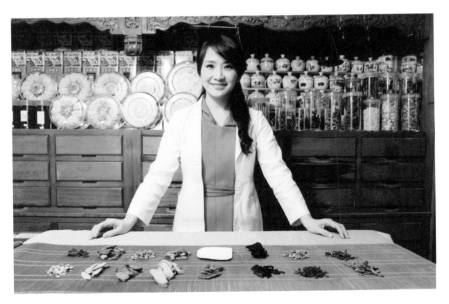

▲ 中将汤以"温经汤"为基础，由16种药材组成。

有很明显地改善。中将汤包含十六种药材，即当归、芍药、地黄、川芎、桂皮、茯苓、桃仁、牡丹皮、甘草、人参、苍术、干姜、黄连、香附、丁香、陈皮。除了中将汤之外，还可以使用生姜、红糖、山楂、益母草等来煮汤服用。

跟四物汤最大的不同是，中将汤可于月经期间饮用。在月经期间饮用中将汤可缓解痛经症状，月经期过后服用有补血功效，月经期前服用则可缓解经前期综合征。尤其是容易痛经的女性，特别建议于月经期内饮用，反之则建议于月经期第5天开始服用，以补血行气、调理内分泌。至于停经的女性，饮用中将汤可以改善心悸、潮红、失眠、情绪低落、盗汗等更年期症状。长期饮用更能帮助改善骨质疏松、心血管疾病等问题。

另外，女性在产后若有手脚冰冷、头晕目眩、耳鸣、肩酸腰痛、腹痛、血行不顺、哺乳不良、激素分泌失调等不适症状，适度饮用中将汤，可改善体质，加速产后身体恢复。

生化汤：活血、去恶露（产后服用）

生化汤是由当归、川芎、桃仁、烤老姜、炙甘草所组成。不同于月经期过后才能服用的四物汤，以及月经期中剧烈痛经时可以服用的中将汤，生化汤的功效在于促进产后的子宫收缩，多用于产后恶露未尽时，是养气活血、去恶露、产后补血的主方。女性分娩后，子宫内膜需要重建、再生，其恢复水平会影响之后的怀孕情况。生化汤的主要功能就在这部分，其最佳服用期为产后 7～10 天，最好不要超过产后 2 周，否则反而可能使子宫内膜不稳定，产生负面影响。服用量宜为每天一次。

虽然说分娩后可以喝生化汤来排恶露，但使用时必须先辨别个人体质，因为并不是每个人都适用生化汤。中医的观点认为，没有任何一剂药方或药膳，是所有人都可以服用的，就连生化汤也应该要顺应不同的体质，做不同的加减方处理。建议产妇还是找专业的中医，按自身体质调配适合的滋补处方。

当然，要帮助产妇快速恢复元气，不变的调理原则是"顾肠胃、补气血"。产后的女性，调理上多以活血化瘀、补血养血、补肾益气为重点。同时还要顾及产妇的情绪问题，以及按产妇的体质来调整饮食。

生化汤除了帮助产妇排恶露，起到活血化瘀的功效外，还

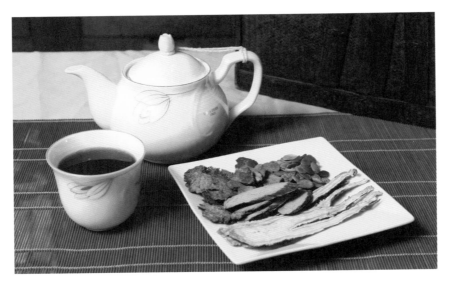

▲ 生化汤有助于促进产后的子宫收缩，多于产后恶露未尽时服用。

可以促进乳汁分泌，以及预防产褥期感染。在服用时间上，一般自然生产者可从分娩后第 2 天开始连续服用 5～7 天；剖宫产则建议从分娩后第 4 天开始，连续服用 3～5 天。至于实际合适自己的服用时机和分量，应遵循专业医生指导，若过量服用生化汤，可能延长恶露时间，影响子宫内膜新生，造成出血不止等不良后果。

生化汤有促进子宫血块排出的功效，因此临床上也可以用生化汤改善月经失调。尤其是在月经期被血块排出不顺畅、腹胀、腹痛等问题困扰的女性，可在医生指导下于月经期第 1 天开始一天一次，连续服用 3 天。生化汤会造成子宫强力收缩，因此除了特殊情况外，一般月经期时还是应避免服用生化汤。

保养汤水所使用的药材及服用时机

补方	组成		服用时机
四物汤	当归、芍药、地黄、川芎		平时
中将汤	当归、芍药、地黄、川芎、桂皮、茯苓、桃仁、牡丹皮、甘草、人参、苍术、干姜、香附、黄连、丁香、陈皮		月经期前后
生化汤	当归、川芎、桃仁、烤老姜、炙甘草		产后

更年期后的回春抗老

一般而言，女性在 40 岁之后，身体就会开始出现变化：新陈代谢变得比较慢，雌激素分泌逐渐减少。更年期过后，雌激素分泌就会完全停止。不过各位女性大可不必太过担心，做好保养就可回春抗老。

补充雌激素有风险

曾经有研究指出，只要服用雌激素，就可以促进胶原蛋白增生，让肌肤水润，富有弹性，也可以达到除皱、保湿的功效，所以在前来看诊的女性当中，经常有人问到相关问题。

为此我必须提醒大家，长时间服用雌激素，或是服用雌激素过量，可能会引发一些不良反应，严重时甚至会导致乳腺癌及子宫颈癌。不论是内服还是外用雌激素，一定要把握一个原则——千万不能过量。如果是子宫肌瘤的患者，更是不能服用雌激素。虽然红花、苜蓿、大豆、山药、葛根等都含天然雌激素，但其萃取物则非天然，仍有激素含量过高的风险。建议大家都应先行咨询专业医生，确认适合自己的滋补方式后，再补充雌激素，千万不能盲目自行进补。

适合忙碌上班女性的食物

自古以来就有许多特效偏方是针对美肌的。这些特效偏方最大的好处就是温和不刺激，所以不妨找出肌肤的问题，再针对性地进行改善。

薏米　薏米的美白功效相信大家都知道，而除了美白之外，它还能够锁水，改善肤色暗沉的问题。自古以来，薏米就是很好的美容圣品。

人参　人参是养生之王，对美肤也很有效果。它可以刺激血液循环，提升肌肤的防御力。

甘草　现在市面上的美白产品当中，很多都含甘草成分。因为甘草可以让肌肤变得白皙透亮，也能抑制黑色素生成，预防长斑。

灵芝　灵芝的功效其实跟雌激素很相似，但比服用雌激素更安全。它可以增强细胞活性，促进细胞再生，能让肌肤变得紧致，也有抗衰老的作用。自古以来，灵芝就被称为"不老仙丹"。

至于饮食，其实非常简单。如果想要拥有健康的肌肤，最重要的就是饮食要清淡，不要吃得太油、太咸、太甜、太辣。平时多吃一些对皮肤好的食物，如豆浆、银耳、草莓、猕猴桃、香蕉、苹果、蜂蜜等。

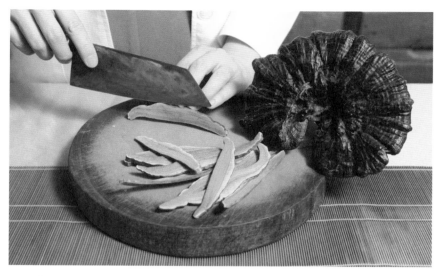

▲ 灵芝可以增强细胞活性，促进细胞再生，能让肌肤变得紧致，也有抗衰老的作用。

生活上的建议

女性想要留住青春，最重要的就是要保持良好的生活作息习惯，要懂得三不：不熬夜、不喝酒、不抽烟。

同时，每天都应维持适量运动。饮食也要清淡一点，油炸、烟熏、烧烤、辛辣等食物最好少吃，尽量不吃。保养工作也相当重要。女性从 25 岁开始，体内的胶原蛋白会开始流失，需要从外补充，因此保养工作千万不能疏忽。

除了前面提到的偏方及饮食方式之外，到了更年期要更加重视保养工作。出门一定要做好完善的防晒准备，尽量不要直接接触紫外线。保湿更是不能少，因为雌激素停止分泌后，肌肤就会变得干燥，缺乏油脂，所以保湿比以前更重要，建议选用一些锁水功能强的护肤品。

平时要多补充维生素C，多吃新鲜蔬果，维持适量运动，养成良好的生活作息习惯。若不得不熬夜，应在熬夜后来杯黑豆浆；若必须应酬，应酬后喝杯酸梅汤……如此多管齐下，相信不管多大年纪都可以是美女。

更年期的中医食疗

雌激素水平降低，更年期症状显现

女性在 45～55 岁时，身体有所变化，尤其是雌激素水平会急速下降，身体组织与器官也会随之出现退化与代谢异常的改变。女性因为一时间无法适应体内激素水平变化，进而出现盗汗、热潮红、失眠，甚至情绪不稳、燥热、眩晕、耳鸣、健忘、心悸、关节疼痛、皮肤变干、骨质疏松、阴道干涩等症状，连带性生活也受到影响。

中医认为，肾通过冲任二脉管理月经与生殖，肾气主宰着人体的生长、发育、衰老。女性大约在 49 岁时，月经会逐渐减少直至停止。女性在更年期之所以会产生不适症状，多半是因为肾虚。临床上常见以下三种证型者，容易产生明显的更年期不适症状。

气血两虚　贫血或抵抗力较差的人，对生理上的变化很难快速适应，在步入更年期时，就容易出现明显的不适症状。

肝肾阴虚　通常阴虚火旺型体质者多体型瘦小、个性内向，容易火气大、烦躁。这种女性进入更年期后，容易因肾水不足，更加烦躁不安。

肝气郁结 职场上许多女强人属于这一类型。因为凡事追求完美，生活容易陷入紧张忙碌的状态，精神压力很大，进入更年期后通常也不会松懈。长期思虑过度，容易造成气结与气郁，致使更年期症状更加严重，情绪波动也更大。

中医疗法，补肾调阴阳

中医由辨证论治来改善更年期症状，也就是依患者临床表现不同而采取适当的治疗方式。

中医治疗更年期症状着重调理肾气，常使用肉桂祛寒止痛，温补阳气；用菟丝子补肾益精，养肝明目；用阿胶补血止血，滋阴润燥。另外，还常使用养心药，如用酸枣仁来宁心安神、养肝敛汗；用枸杞养肝、滋肾、润肺。也有使用丹参等活血化瘀药来养血安神、调经止痛。还会搭配安神药，如以龙眼肉补心脾、益气血、健脾胃，进而改善睡眠质量并缓解情绪。

常用的方剂，包括逍遥散、六味地黄丸、天王补心丹、左归丸、附桂八味丸或右归丸等，都对改善更年期患者的精神状态，以及调整肝肾虚损产生的不平衡有相当好的疗效。当然，应选择适合个人体质的药物来调理。

改善更年期症状的常用方剂：加味逍遥散

加味逍遥散的主要功效为疏肝解郁、健脾胃、宁心安神，对更年期肝气郁结导致的病症尤其有效。通常更年期女性服用加味逍遥散 1 月左右，即可感觉身体渐渐适应新的激素状态，不再烦躁及焦虑。但由于加味逍遥散中加了丹皮和栀子，清热凉血功效较强，并不适合血虚及体质偏寒者，使用时还是需由专业中医按患者的体质做个性化调整。

另外，更年期常出现的代谢变慢和内分泌失调等，部分属于中医"痰""瘀"的范畴。也就是说，"肾虚"是致病的根本，而"阴阳平衡失调"只是表现，进而会影响心、肝、脾等脏腑的功能。在实际治疗时，也常会以活血化瘀、消痰等方法，随证选用血府逐瘀汤、定经汤、安神定志丸、百合地黄汤、通窍活血汤等，以达到活血化瘀、解郁化痰的效果。

善用食疗吃出健康美丽

除了内服药之外，建议更年期女性平时服用一些合适的茶饮，如养肝茶、消脂茶、补气茶等。对于因雌激素分泌不足所出现的各种不适症状，可在日常饮食中多补充含钙食物，如小鱼干、牛奶等。含镁的各种食物，如干豆、鲜豆、香菇、桂圆等也不可或缺。富含 B 族维生素的糙米、麦片、瘦肉、坚果与深绿色蔬菜等食物也要多摄入。

便宜又好吃的豆类是要推荐的食材，特别是黄豆及其制品。如果更年期女性同时患有痛风，那么食用豆类食品时就必须谨慎，千万不可过量。

另外，更年期女性必须节制饮食，谨守多菜少肉原则，并常变化菜色，以吸收各类营养素。偶尔也可用药膳调理，例如冬虫夏草炖鸡、甘麦大枣汤（小麦、大枣、甘草）、百合枣仁汤（鲜百合、枣仁）、二仙烧羊肉（仙茅、淫羊藿）、枸杞蒸干贝、山药粥、人参莲肉粥、百合糯米粥等，都是不错的选择。

对更年期女性常见的各种不适症状，除了必要时应就医外，症状轻微者也可以尝试用下列的食疗方法来调养。

热潮红与盗汗 欲缓解热潮红症状者，平时可饮用知母二地茶、何首乌饮等茶饮；若想缓解盗汗症状，建议饮用生脉茶、

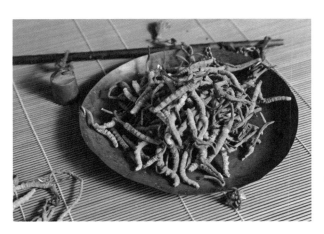

◀ 以冬虫夏草来炖鸡，有改善女性更年期症状的功效。

夜交藤茶。此外，百合排骨汤、银耳莲子汤等，都是中医极力推荐的药膳。

失眠、脾气焦躁、记忆力减退 这类问题的产生多半是受到情绪波动大的影响，所以要选用一些能够养心安神的茶饮，如薰衣草玫瑰舒眠茶、甘麦安神茶等。日常食补则推荐小米枣仁粥、枸杞百地粥等。

性交疼痛及萎缩性阴道炎 更年期女性因为阴道干涩，更易出现性交不适及阴道发炎的症状，建议饮用能改善干涩的桑椹枸杞茶。食补则推荐当归黄芪鸡汤、当归枸杞汤，因为当归对缓解阴道干涩很有帮助。

皮肤干燥及皱纹增加、干眼症 女性在更年期到来后，会面临肌肤干燥及皱纹增加的问题，此时建议饮用银耳养颜羹、山药汤等有助于养颜美容的药膳；茶饮则推荐能够缓解干涩的桑椹枸杞茶。若有干眼症状，除多喝桑椹枸杞茶外，平时建议多食用紫菜牡蛎汤等，因为紫菜能够帮助改善眼睛干涩的问题，对缓解干眼症状有不错的效果。

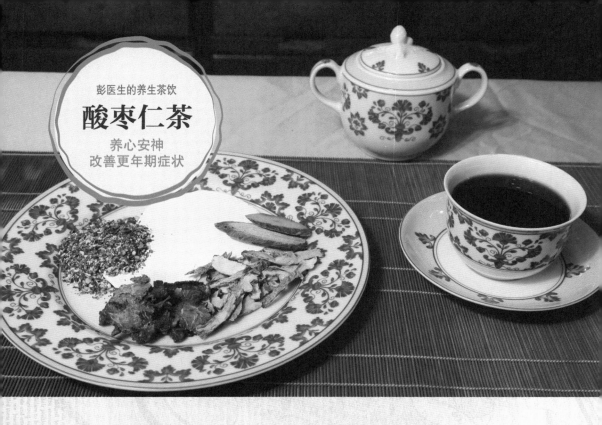

彭医生的养生茶饮

酸枣仁茶

养心安神
改善更年期症状

材料

酸枣仁 15 克，甘草 10 克，知母 5 克，茯苓 5 克，川芎 5 克。

做法

用约 1 000 毫升水加上述药材煮沸后去渣服用，一天内饮用完毕。这道茶饮具有养心安神的功效，可以改善失眠、睡眠质量不佳的问题。

佛手柑茶

材料：佛手柑 15 克，浮小麦 10 克，红枣 10 克。

做法：用约 1 000 毫升水加上述食材煮沸后去渣服用，一天内饮用完毕。这道茶饮具有疏肝解郁的功效，有助于缓解烦躁的情绪。

中医看"肾亏"

中医的养生之道，对更年期的女性尤其有益。如果能够积极地将中医的各种保健知识融入日常生活中，则更有助于在这个阶段调节身体内分泌。

平常在门诊时，常遇到患者自觉性功能渐退，便跑来看中医，想确定肾是否出了问题。如果中医的诊断的确为"肾"不好，甚至"肾亏"，紧张兮兮的患者下一步便是跑到西医那里去抽血、验小便，甚至主动要求做肾脏 B 超等检查，生怕遗漏任何蛛丝马迹。

这种情况下，西医的诊断结果往往会是肾脏功能一切正常，因而西医便会觉得中医真是莫名其妙，平白浪费医疗资源。而中医则觉得匪夷所思：这么严重的"肾虚"，西医为什么检查不出来？这当中到底有什么误会？

中医的"肾"，非西医的"肾"

其实中医所说的"肾"，与西医所理解的"肾"，完全不相同。西医的"肾"，指的是泌尿系统中的肾脏，是一个单纯的器官；而中医的"肾"，范围要比西医的肾大许多。简单来说，可以将中医的"肾"区分为"肾阴"及"肾阳"。

肾阴对人体脏腑有滋养的作用，肾阳对人体有生化的作用，肾的阴阳调和与人体的生长、发育、生殖等功能息息相关。除了原有泌尿系统的功能之外，中医的肾还与神经、骨骼、造血、生殖、免疫、内分泌等系统关系密切。

中医认为，"肾主藏精"。这个"精"包含了父母给予的先天之精，能够繁衍后代的男性的精子、女性的卵子，以及脏腑之精华等。父母给予的先天之精，和西医所理解的遗传基因类似：先天之精正常运作，人体的成长及发育才能健全。和生殖相关的精子及卵子，则与西医所理解的生殖系统相关，两者的功能正常，才能够拥有生育繁殖的能力。脏腑之精类似西医所理解的"肾脏"，能够过滤身体的毒素，并把营养留在体内。脏腑之精运作正常，人体的排毒功能才不会失调。

肾亏的不良后果

一提到肾亏，大部分人都会想到男性性功能衰退。其实肾精亏损，除了会影响肾藏精的功能，也会导致腰酸背痛、发枯齿落、耳鸣重听、脑力衰退、精神不济等。肾主水，和人体的水液代谢功能相关，一方面可以将喝进身体的水分经过滤再吸收后，输送到身体各部位以供使用，成为唾液、泪液、关节液等；另一方面可以协助身体将代谢后的废物，如汗液、尿液等，排出体外。如果肾藏精不足，"肾主水液"功能异常，则可能导致夜间多尿、下肢水肿，也有可能造成人体津液不足，导致眼干口干、鼻黏膜干燥等问题。

中医认为，肾还有"主纳气""主骨生髓"的生理功能。肾精亏损时，容易出现咳嗽气喘、腰酸背痛、头晕心悸、手脚冰冷、四肢无力等问题。一旦肾精亏损连带影响到骨骼发展，便也会有骨质疏松等问题。

肾亏并非男性的专利

大家可能都有一个误解，认为"肾亏"是专属于男性的问题，但其实很多女性也会"肾亏"。以中医的观点来看，女性肾亏通常被称为"肾阴虚"，也就是肾阴对人体脏腑滋养的作用失调。肾藏精主生殖，如果精气充足，女性的生殖系统就会很健康；如果精气不足，就会影响到女性的生育能力。

青春期的"肾阴虚"，表现为初潮晚来，经量异常；成年期的"肾阴虚"，表现为卵巢早衰的症状，可能导致不孕、流产、早产、性欲减退、更年期提前；更年期女性的"肾阴虚"，表现为骨质疏松等问题。

女性补肾，重在收藏

女性肾阴为人体阴精的聚集。调理肾阴的基本原则，应该是收藏。《黄帝内经》曰："肾者，主蛰，封藏之本……"身体的营养物质，通过肾阴转化后，一方面为脏腑提供所需，另一方面又回收多余的肾精，如此生生不息。由此可见，女性朋友如果长期过度操劳，损害了肾阴，那么可能比男性还容易衰老。

女为阴，本来阳气就比较虚弱，如果因为肾精不足，导致肾阴虚，便容易出现营养不良等问题。这些问题直接影响到肌肤状态，进而让肌肤失去光泽，变得黯淡。如果懂得给身体补阴滋阴，适当让阴阳平衡、气血调和，就能够保持肌肤的透亮、红润，并帮助肌肤延缓衰老。

我曾经在门诊遇到过这样的病例：一位 35 岁的女性主管，因为长期工作繁忙，导致脸色发黄，甚至出现月经不调，而经量也忽多忽少，体重也无缘无故变得无法控制——不论多么努力节食、少吃，也一直发胖。她以前从来没有出现过这样的情况，而且感觉自己非常容易疲倦，不知道该怎么办。

看了她发红的舌头、干裂的嘴唇，观察她鬓角微微渗出的汗珠，加上又急又细的脉象，我慢慢地跟她解释：这其实是因为肾阴虚所引起的身体症状。因为长期工作压力大，作息不规律，三餐不定时，所以导致体内内分泌失调。

不要认为这只是个小问题，一旦引起肾阴虚，就会影响人体的新陈代谢，而肾阴不足之后，便会引发虚火上扬，进而身体就会出现一连串上火症状，如气色差，肌肤变得粗糙等，还会出现如失眠盗汗、口干舌燥、腰膝酸软等症状。人体的各个功能也会慢慢出现退化，这对女性来说格外严重，必须引起重视。

观察肾阴虚，应先看毛发

对女性来说，肾阴虚会影响到很多层面。中医认为，肾"其华在发"，也就是说，毛发的盛衰能反映肾精的充盈程度，头发为气血循环的产物，会受到血液的滋养和肾精的生化，因此在精血充沛时，毛发自然乌黑亮丽。如果肾阴亏损，精血亏虚，毛发自然苍白枯槁，稀疏易落。

另外，由于"肾气通于耳"，肾阴虚时会出现耳鸣、耳聋等症状，严重时还会伴随头晕目眩、头痛耳闷等症状。"肾开窍于二阴"，二阴指的是前阴和后阴，也就是西医所理解的排尿、外生殖系统和排便功能。所以肾阴虚时会有尿频、少尿、遗尿及便秘或泄泻等症状。

更年期与肾阴虚

以中医的观点来看，更年期是卵巢功能由旺盛状态逐渐衰老的一个过渡时期，起因便是肾气渐衰，肾精亏损，阴阳失调。

肾阴虚患者因为肾阴不足，导致心肾不交，进而造成热潮红、盗汗、失眠、心情烦躁、记忆力减退、腰酸背痛、骨质疏松、性欲减退等，这些其实都是更年期症状。除此之外，肾阴阳失调还会进一步影响心、肝、脾等脏腑，对女性的身体影响很大。

治疗因肾阴虚导致的更年期综合征，除了可使用药物治疗外，还可以通过日常食补进行调理，这也更为安全。如果出现心悸盗汗、失眠健忘等症状，建议吃龙眼肉、红枣、葡萄干等养心补血的食材；如果出现头昏眼花、筋脉拘急等症状，可多吃些黑豆、菠菜、胡萝卜等食物以益气生血。

如果症状持续时间较长，影响到日常生活。这时候中医通常使用六味地黄丸、二至丸、左归丸等养阴药方，并视情况添加能够解虚热的药材，如知母、黄柏等。另外，因为更年期容易心情烦躁，需要疏肝解郁，所以逍遥散、香附等都有不错的效果。

生理上的不适可通过食材或中药材来改善，但心理上的问题就需要找到缓解渠道，如维持一定的社交生活，多跟朋友谈心，保持愉快的心情，培养积极的思维模式，找到自己的兴趣，维持良好的生活作息及运动习惯，等等。这样就可以避免烦躁、疲惫或情绪不稳等问题，并能保持身心健康。

十大补肾食物

如何知道自己是否有肾阴虚呢？以下是一些临床上常见的肾阴虚表现，如果符合项比较多，恐怕就要多加留意了。

□ 工作效率不如以往，刚上班就想下班，出错的次数明显变多。

□ 记忆力明显变差，明明是刚才交代的事情，却怎么也想不起来。

□ 常常感到很疲累，但一躺到床上又睡不着。

□ 睡眠质量明显变差，不仅容易做梦，也容易被惊醒。

□ 食量并没什么变化，体重却明显下降或增加。

□ 经常被别人说："气色怎么这么差？"

□ 明明没有外伤，也没有做消耗体力的事情，却总是觉得很累，还有腰酸背痛的症状。

□ 早上起床总觉得眼皮跟小腿肿胀，非常不舒服。

□ 容易感冒，动不动就鼻塞、流鼻涕、咳嗽、喉咙痛。

□ 只要久坐或久蹲，一站起来就感到头晕眼花。

□ 看书只不过二三十分钟，眼睛就感到胀痛、干涩。

□ 对以前喜欢的事情，提不起太大的兴趣。

□ 常常觉得肚子里有一股无名火，又不知道该如何发泄，也不知道火从哪来。

□ 月经明显不顺，性欲减退，甚至会觉得性生活很麻烦，令人疲累。

□ 早上起床梳头时，有脱发的情况。

□ 皮肤干燥，出现细纹、鱼尾纹，甚至还出现了黄褐斑。

□ 胸部不如以往挺拔，皮肤也明显变得松弛。

□ 很怕吵闹，只要有一点噪声都会烦躁。

十大补肾气的食物

中医的肾包含了生殖、泌尿、生长、发育、内分泌、免疫、呼吸、神经、运动、血液等系统的概念，可见肾的健康与否，对人体相当重要。如果肾藏精不足，就会表现出很多问题，如失眠、心悸、头晕、手脚冰冷、记忆力减退、四肢无力、耳鸣、腰酸背痛、不孕、性欲消退等。如果想要预防这样的状况，应在日常饮食中加入中医养生的观念，达到"治未病"的效果。下面提供十大补肾食物，建议平常适量食用，真正达到以食养生的目的。

黑豆 黑豆为肾之谷，具有健脾利水、消肿下气、滋肾阴、润肺燥的功效。黑豆能治风热而活血解毒，亦可止盗汗、乌髭发及延年益寿。现代药理学认为，黑豆当中含有丰富的营养素，其中以维生素 E 和 B 族维生素最多，能够帮助降血压、抗衰老。

而且黑豆富含膳食纤维，能够帮助消化，通便。李时珍曰："豆有五色，各治五脏。惟黑豆属水性寒，为肾之谷，入肾功多。"

山药 中医认为，山药味甘、性平，主要作用为健脾益肾、补气养阴。同时，山药气味平和，温补而不骤，微香而不燥，特别适合肾阴虚体质者食用。山药适合各种体质的人食用，不用担心会导致便秘、胃胀等问题。

银杏 银杏果俗称白果，入心、肺、肾经，主要作用为敛肺气、定喘嗽、止带浊、缩小便。临床上，中医常将银杏用于治疗支气管哮喘、慢性支气管炎、遗精、白带异常等症。

黑芝麻 黑芝麻味甘、性平，有滋养肝肾、润燥滑肠、强筋骨、活血脉、乌髭发、益寿延年等功效。现代药理学研究发现，黑芝麻富含维生素 E，可以延缓衰老，同时富含多种氨基酸，可以加速身体的新陈代谢。平时多食用黑芝麻，有助于活化脑细胞，预防贫血，还能够缓解因为肾藏精不足而导致的四肢无力、头晕眼花、头发早白、产后缺乳等症状。

肉桂 肉桂是樟科植物的干燥树皮，是一种珍贵的中药材及调味品，有温补肾阳、温中逐寒、宣导血脉的作用。肉桂性浑厚凝降，守而不走，偏暖下焦，能助肾中阳气，并能纳气归肾，引火归元。肉桂的主要效用为清热祛湿、解毒、利尿、消瘀、解渴。

南瓜 南瓜性温、味甘，入脾、胃二经，能润肺益气、化痰排脓、驱虫解毒、治嗽止咳，还有利尿、美容等作用。现代药理研究认为，南瓜富含胡萝卜素等物质，具有抗衰老、预防心血管疾病等效果。常食南瓜可补元气，体质偏肾阴虚者，在入秋后多食南瓜，有利于促进身体新陈代谢。

韭菜　韭菜性温、味甘辛，有补肾助阳，温中开胃，止汗固涩等功效。现代药理学研究发现，韭菜的辛辣味具有刺激食欲的效果。民间常用韭菜缓解身体虚弱、反胃盗汗、产后血晕等症状。因韭菜具有温中行气、散瘀的功效，所以多吃韭菜能够益肝肾、补阳气。

牡蛎　牡蛎性温、味甘，富含丰富蛋白质及锌，可促进性腺发育。同时，锌可以促进伤口的愈合，降低伤口感染的概率，具有养颜美容的效果。牡蛎还富含天然牛磺酸，有消炎解毒、保肝利胆、降血脂及安神健脑的作用。牡蛎本身还富含钙，可以调节骨骼的新陈代谢，维持骨质的平衡，对于肾阴虚所引起的骨质疏松有助益。

鳝鱼　鳝鱼性温、味甘，具有补中益气、养血固脱、温阳健脾、强精止血、滋补肝肾、祛风通络、润肠止血等功效。现代药理学认为，鳝鱼富含的DHA和卵磷脂，是构成人体各器官组织细胞膜的主要成分，也是脑细胞不可或缺的营养成分。如果身体虚弱、气血不足、营养不良，可以多食用鳝鱼。鳝鱼属于温补强壮剂。

羊肉　羊肉性温热，有补气滋阴、暖中补虚、开胃健脾等功效。现代药理研究认为，羊肉含有丰富的蛋白质。体质偏肾阴虚的人经常食用羊肉，有助于改善常见病，如阳痿、早泄、精少、不孕、肺虚、久咳、哮喘等。

人生四阶段，补肾大不同

以药材搭配食物，是中国传统养生保健的特色。可以适当地食物搭配药材制成佳肴，根据人体不同阶段肾气的发展进行调整，通过药膳食疗鼓动全身气血，达到调理身心的目的。以下就青春期、发育期、更年期、老年期四个不同的阶段介绍适合的药膳。

青春期 青春期补肾的重点在于发育及月经。如果肾藏精不足，可能会出现发育迟缓以及月经紊乱等现象。家中如果有少女初潮到来时，出现月经不调，往往是肾气未实、阴阳失调所致，建议以调理脾胃为主。这个阶段的调补重点为"疏肝健脾"。

> **青春期**　　　　　山药瘦肉汤
>
> 做法：取山药 100 克，切片，加入猪瘦肉片 100 克，熬汤食用。也可以先将 400 克的排骨熬成浓汤，再加入新鲜研磨的山药汁，煮沸即可。
>
> 如此烹调，可避免山药内的消化酶因高温加热而降低滋补效果。

生育期 这个阶段的调补重点为"温补肾阳"，因为孕育下一代是大事。中医对于生育的调理，基本原则为补肾气、益精血、养冲任、调经血。所以通过饮食调节，来刺激肾精的生成，有助于生育。

生育期　　　　　　　　　　**羊肉八宝饺子**

做法：将面粉和水揉团，做成小巧玲珑的饺子皮，包上拌了调料的羊肉馅，做成珍珠饺子待用；然后把玉米粒、花生、黑豆、黄豆加水放在砂锅里慢炖10分钟，随后放入南瓜块、红枣，30分钟后加入洗净后的木耳、桂圆，小火慢炖20分钟；再将珍珠饺子煮熟，捞出放入砂锅中，香喷喷的羊肉八宝饺子就做好了。

羊肉八宝饺子中既有五谷杂粮、水果、干果，也有温性的羊肉，营养均衡，有益滋补。

更年期　更年期是女性生命过程中的一个转折点，代表女性逐渐丧失生育能力，身体需要经历一些调整以迈入新的阶段。在这个转变过程中，会有短暂的月经紊乱、内分泌失调，甚至情绪及睡眠出现异常。这个阶段的调理重点为"滋养肾阴"。

老年期　不论男女，都会经历青年时肾气逐年充盈，至壮年血气方刚、肾气旺盛，老年时肾气衰败这一过程。这是自然衰老的过程。但也有体质本虚者，如果年轻时保养不当，到老年时便会出现病理性的肾虚现象，如严重眼花、头晕、耳鸣、腰酸背痛等症状。如果想要改善状况，建议试试"三才鸡汤"这道药膳。

更年期　　　　　　　　　　　**六味地黄粥**

做法：取熟地黄 15 克，放到锅里煮 30 分钟，把药渣滤掉，再加大米 100 克、丹皮 25 克、泽泻 25 克、山药 50 克、茯苓 15 克、山茱萸 10 克、大枣 5 枚，一起煮 30 分钟即可。

能滋阴生血的熟地黄和补肝的山茱萸合用，再加入补气健脾的山药，是所谓"三补"，可以滋养身体。用清热泻火的丹皮和能泻膀胱水邪的泽泻合用，再加入宁心安神的茯苓，是所谓"三泻"。如此以"三补"配合"三泻"，可以补肾益气、滋阴填精，做到阴中求阳，阳中求阴，进而阴阳双补。

老年期　　　　　　　　　　　**三才鸡汤**

做法：准备人参 9 克，天冬 6 克，干地黄 10 克，加入一只鸡煨汤炖煮后食用。

三才鸡汤有哪三才呢？就是自然界中的"天""地""人"三大元素，即补益元气的人参，养阴润燥的天冬，滋肾兼有清虚热的干地黄。这简简单单的三味药可起到护气养阴的效果，对寝卧不安、不思饮食、元气阴液两伤者皆有效果。

护肝养肝，中医释疑

肝有哪些致命伤

人体的脏腑都有一定的作息时间。用中医的观点来看，肝脏的休息时间在晚上十一点到凌晨三点，如果这段时间没有好好地让肝休息，就会对肝造成很大的伤害。

所以如果想要拥有健康的肝脏，正常作息是非常重要的。人在睡眠的时候，肝能得到休息，这不仅能够达到解毒的功效，也能让身体的机制维持稳定。所以建议养成晚上十一点以前就睡着的习惯。如果总是晚睡晚起，身体会变得一天不如一天。

除了晚睡晚起之外，还有一些事情也会给肝带来伤害，比如不吃早餐，服用过多的药物，吃太多含添加色素、防腐剂等的食物。另外，还有一点要特别注意，就是要养成早上排便的习惯。在中医看来，如果肝不健康，可能会反映到肠胃上。

中药里的"保肝三宝"和食品

中药里的"保肝三宝"指的是灵芝、牛樟芝和蚬精。从中医的角度来看，除了三宝，还有一些东西也能够达到保肝的作用，例如有解毒功效的五味子，能够增强肝细胞活性的七叶胆，都是中医常用的药材。

灵芝　灵芝能够帮助肝细胞再生，也能增强肝的解毒能力。

牛樟芝　牛樟芝除了可以抑制癌细胞、防止过敏、降血脂外，还能够维持肝脏功能。另外，牛樟芝还可以调节人体免疫力，是一种具有多种用途的药材。

蚬精　蚬精当中含有丰富的维生素 B_{12}，而维生素 B_{12} 具有强化肝脏的功效，还能够促进身体代谢。因此，只要服用蚬精，多少可以补充肝细胞所流失的维生素。

五味子　五味子经常被当作一种滋养品，因为它能够让衰弱的身体恢复强健。五味子含有三十多种多酚，而这些多酚可以使肝脏拥有解毒的功效。五味子能够清除有毒物质，保护肝脏免受破坏，还能够刺激肝细胞再生。因此，五味子确实是有保肝作用的。

芝麻　从中医的角度来看，芝麻是一种非常好的食物，它含有丰富的蛋白质和多种其他营养物质。多吃芝麻，有助于保护心血管，维持身体功能。另外，芝麻还具有抗氧化的能力，可以减少酒精对肝脏带来的伤害。

吃保肝药能保肝吗

提醒大家，这些保健食品都只有辅助的效果，最根本的还是要从改善自己的不良生活习惯做起。人体的脏腑都有一定的作息时间，如果没有在正确的时间让肝脏休息，就会对肝脏造成很大伤害。所以想要拥有健康的肝脏，最重要的事情是保持正常的作息。说到底，让自己养成良好的作息、正确的饮食习惯，才是最重要、最基本的养肝之道。

哪些食物伤肝

酒精　相信大家都知道喝酒容易伤肝，这是因为酒中的酒精对肝脏会造成很严重的伤害。如果长期喝酒，或者喝酒过量，就可能会导致一些肝脏疾病，如酒精性脂肪肝、肝硬化、酒精性肝炎等。

脂肪含量高的食物　脂肪含量高的食物不仅容易使人肥胖，也容易导致"三高"（高血糖、高脂血症、高血压）。这些问题都是导致脂肪肝的原因，所以动物内脏、肥肉或是热量过高的食物，应尽量少吃。另外，经由烘烤或是烟熏的食物，也会给肝脏带来伤害。

亚硝酸盐　泡菜、腌制食品、变质的剩菜等，都含有很多亚硝酸盐。亚硝酸盐在体内会转化成一种致癌物，容易引发肝癌。所以蔬菜一定要吃新鲜的，不要吃放了有一段时间的，腌制食品也不要吃太多。

哪些食物护肝

葵花子　葵花子是坚果类当中维生素 E 含量比较多的，而维生素 E 具有相当好的抗氧化作用，对保护肝脏有很好的功效。

蘑菇　蘑菇能增强免疫细胞及巨噬细胞的活性，有助于增强身体的抵抗力，帮助身体抵挡有害物质，以达到解毒的作用。

黄豆　黄豆含一种叫作卵磷脂的成分，而卵磷脂可以预防脂肪肝。

十字花科蔬菜　十字花科蔬菜在植物中比较常见，芥蓝、菜花、卷心菜、萝卜等，都属于十字花科。这类蔬菜被认为是预防癌症的超级巨星，因为它们含有一种叫异硫氰酸酯的化合物，而这种化合物有抗癌物的功效。

除了上述四种对肝脏有帮助的食物之外，接下来要告诉大家具有养肝效用的穴位——膻中穴、神门穴、三阴交穴，建议大家平时不妨多加按压。

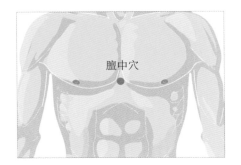

膻中穴

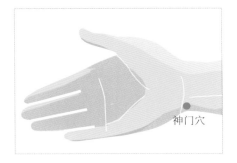

神门穴

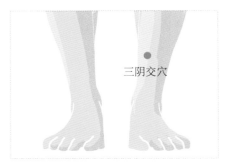

三阴交穴

 按这里，有益肝脏健康

养肝答疑解惑

眼睛干涩、眼球泛黄、指甲发白是代表肝有问题吗

以中医的观点，肝脏的经脉从足部开始，通过身体内部的脉络，一直延伸到眼睛，所以眼睛的状况跟肝的健康是息息相关的。如果肝功能异常，例如有肝血虚弱的状态，就容易导致眼睛干涩。所以如果眼睛发生异常的状况，从中医的角度来看，是身体在提示肝脏可能也有一些问题。

除了眼睛之外，肝脏的健康也会表现在指甲上。中医有一句话："肝主筋，其华在爪。"这里的"爪"，指的就是指甲。整句话的意思是：要有充足的肝血，指甲才会红润。也就是说，肝脏的健康与否，会在指甲的状态上显现，如果发现指甲呈现不正常的颜色（健康的指甲应该是红润的），例如白色，最好去检查一下身体有没有问题。

肝硬化会导致性功能障碍吗

肝硬化确实有可能导致性功能障碍，因为一旦肝功能出现异常，就可能导致身体功能紊乱，性功能障碍可能与此有关。

站久了下肢易肿，是表示肝有问题吗

长时间站立后出现下半身水肿，是因为下肢静脉的回流速度缓慢。下肢静脉的回流，要靠运动来维持稳定，长时间站着不动，就会导致下半身水肿。只要进行适当的运动，或是每天做抬脚的动作，就可以改善这种状况。

如果肝功能发生异常，确实有可能会出现水肿，这一般会发生在肝功能衰竭的状态下。但此时的水肿通常表现为全身水肿，而不只是下半身水肿。

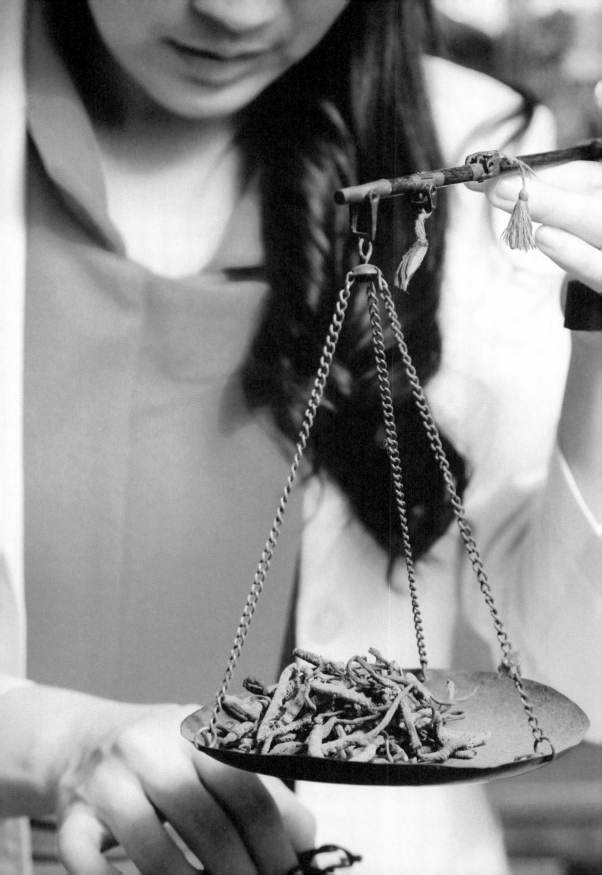

第三章

睡眠调理

睡得好是抗衰老的关键，因此更年期女性调理身体，保证睡眠质量非常重要。怎么才能做到不靠药物就实现一夜好眠，让身体得到充分休息？本章将提供一些镇静、安神的建议和实用妙招。

失眠对身体的影响

1min 重点

安眠补方的效用及适用者

补方	效用	适用者
归脾汤	安神补血、健脾益气、缓和情绪、助睡眠	适合情绪不安定、用脑过度、神经衰弱者
加味逍遥散	化解焦躁、舒缓易怒状态	适合更年期与情绪紧绷者
天王补心丹	安神养心、滋阴补血	同归脾汤
交泰丸	舒缓焦虑、解除烦闷	适合失眠、常喝酒、大鱼大肉者

以中医的观点，出现失眠症状的根本原因是脾胃不和，而"痰火内扰""食滞内停"则是脾胃不和的表现。另外，情绪也

可能会影响到睡眠质量。如果情绪低落，焦虑过度，或是有很多事情需要思虑，整天心神不宁，就有可能出现失眠。

不要认为失眠只是个小问题，如果长时间不解决，可能会导致更严重的问题。睡眠不足，会导致体力严重下滑、记忆力消退、注意力不集中，因此影响工作和生活。

俗话常说"孩子一觉大一寸"，如果在发育期无法保障良好的睡眠质量，可能会影响孩子生长激素的分泌，进而影响孩子的身高。另外，如果没有充足的睡眠，也会加速肌肤老化。体内的脏腑若没有获得充分的休息，也可能进而引发一些疾病。

中医安眠药方

现在很多人都因为失眠而难受。在中医学里，有一些药方对治疗失眠是很有效果的。

归脾汤 归脾汤的主要成分为桂圆、人参、酸枣仁及黄芪，具有安神补血、健脾益气的功效。服用归脾汤能够缓和情绪，帮助睡眠。除了失眠症患者之外，归脾汤也可应用于情绪不安定、用脑过度以及神经衰弱的人。

加味逍遥散 加味逍遥散的主要成分为柴胡、当归及牡丹皮，具有安神去火、疏肝解郁的功效。服用加味逍遥散能够化解患者的焦躁情绪，也能够舒缓易怒的状态。除了失眠症患者之外，加味逍遥散也会应用于长时间情绪紧绷以及更年期的人。

天王补心丹 天王补心丹的主要成分为五味子、麦冬及生地黄，具有安神养心、滋阴补血的功效。天王补心丹的治疗功效跟归脾汤相似，经常用于缓解失眠症状。

交泰丸 交泰丸的主要成分为肉桂及黄连，具有宁心养神、交通心肾的功效。服用交泰丸能够舒缓焦虑、烦闷的情绪。除了失眠症患者之外，交泰丸也适用于爱喝酒，以及吃了太多高热量食物的人。

有哪些助眠食物

失眠通常是由心神不宁导致的，想要解决这个问题，最重要的是让自己能够安神养心。红枣、莲子、龙眼肉等食材，都有这样的功效，建议失眠患者多食用这些食物。

导致失眠的另一个主要原因就是压力大。人如果压力太大，通常很难出现夜夜好眠的情况。平时多食用一些能够疏肝解郁的食材，如芹菜、玫瑰花、佛手、黄花菜等，对缓解压力有一定帮助。

安定神经的洋葱

　　国外在 20 世纪时就曾用洋葱缓解失眠，现在此举已经相当普遍了。在中国，明朝的《本草纲目》中有记载，洋葱具有散瘀血的功效。洋葱中含有一种硫化物成分，可以舒缓焦躁不安的情绪，对于镇静神经有非常好的效果。因此，许多芳香疗法当中经常使用洋葱。

　　据研究显示，洋葱确实能够让人变得平稳、平静，所以饱受失眠之苦的患者，不妨将洋葱切成碎块，放到床头试试。

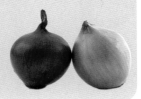

梦境也能判断健康吗

梦的颜色表示什么

【梦到绿色】● 肝虚。

【梦到红色】● 血虚。

【梦到黄色】○ 脾虚。

【梦到白色】○ 肺虚。

【梦到黑色】● 肾虚。

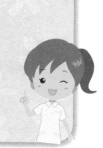

　　很多人认为解梦是"算命大师"的工作，其实对中医来说，梦也算是诊断病情的要素之一。中医认为，梦跟脏腑健康、阴阳气血有关。所以，在问诊的时候，我有时会问患者做梦的内容。在中医理论中，这被称为"梦诊"。

　　中医不会以只出现一次的梦境作为诊断依据，通常都以患者经常做的相同内容的梦为判断依据。所以，如果常做内容类似的梦，不妨问问中医。

情绪

情绪对梦诊来说，是很重要的一个元素。如果在梦中的情绪是愤怒的，表示有肝气太旺盛的现象；若是悲伤的，表示肺有不寻常的状况；若是思念、憔悴的，表示脾胃有异常，在现实生活中可能表现为失眠、健忘、多梦；若是害怕的，就表示肾气不足，可能表现为耳鸣、眩晕。最特别的是，在梦中非常开心也不是一件好事，因为中医认为过度开心可能表示为上火，在现实生活中可能表现为失眠、心悸。

颜色

不说可能不知道，中医解梦还会由颜色来判断。这是因为阴阳五行分别对应了绿、红、黄、白、黑五色。若是梦到绿色，表示有肝虚的现象；若是梦到红色，表示有血虚的现象；若是梦到黄色，表示有脾虚的现象；如果梦见白色，表示有肺虚的现象；若是梦到黑色，表示有肾虚的现象。

但还要特别提醒，梦诊只是诊断疾病的一环，最重要的是搭配其他诊断，以及患者的身体状况做出正确的判断。所以千万不能因为梦境而影响到心情。

梦的不同数量有助于诊疗

以中医的角度来看，如果有多梦的情况，就表示患者可能特别劳累，进而导致气血变得虚弱，特别容易烦躁。经常做梦，可能是因为肝气郁结、脾胃虚，也许是被什么事情困扰，心情变得低落，脾气也比较暴躁，进而影响睡眠质量，导致多梦。另外，若是有痰热或是饮食失调的情况，也可能会因此心神不安宁导致多梦。

有助于做好梦的食材

多梦的情况，往往跟脏腑相关，因此建议多吃有助于补气血的食物，如能够健脾益气的山药、薏米，能够滋阴补血的酸枣仁汤，其他的还有枸杞、羊肉等。这些都是有助于补血的食物，如果最近常做噩梦，不妨多补充这些食物，试试能否有所改善。

怎么避免做梦

首先要了解自己为什么睡不好，如果是因为易怒、暴躁，总觉得情绪无从宣泄，那么要选用能够疏肝解郁的药材，如柴胡、陈皮。如果经常头痛、眩晕、心悸，并因此失眠或做噩梦，则应选用能够安神养心的药材，如牛膝、杜仲、天麻、川芎、酸枣仁等。如果情绪总是容易受到影响，遇到一点小事就心神不宁，甚至有健忘的情形，宜选用能够益气宁心的药材，如人参、当归、防风、茯苓、甘草、龙骨等。如果总觉得嘴里很苦，

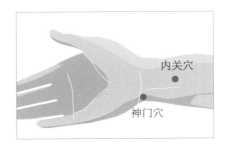

还有痰，性情变得格外急躁，应选用能够清热化痰的药材，如大黄、沉香等。除了可通过服用中药来改善之外，还可以在睡觉前按压手上的内关穴、神门穴，以帮助改善睡眠质量。最重要的是，懂得让自己的心情放轻松。

熬夜伤肝，如何有效提神

1min 重点

健康自然的提神方法

【天然茶饮】以薄荷、柠檬草、迷迭香等天然食材制成茶饮，有助于消除睡意、振奋精神。

【健康饮食】多食用含胆碱、卵磷脂、B族维生素与维生素C等成分的食物，如酸奶、鱼、瘦肉、麦芽、绿色蔬菜、香蕉、花生、柑橘、番茄等。蚬精可补气血，能消除疲劳，但体质偏寒者不宜食用。

【伸展运动】可做温和的伸展运动以舒展筋骨，不宜太激烈。

【穴位按摩】按摩百会穴、睛明穴、肩井穴、风池穴、太阳穴等。

【中药材】西洋参，适合多数体质。

【中成药】六味地黄丸，需请中医评估体质。

长期熬夜的人，会"爆肝"吗

如果有熬夜的习惯，就会影响肝功能，导致肝功能逐渐退化。从中医的角度来看，人体的器官在晚上休息。如果身体没有在正确的时间休息，就会出现问题，如内分泌失调等。年轻的时候或许感受不到，但随着年龄增长，若仍然没有调整生活作息，身体就可能会出状况，以示抗议。

据研究显示，超过 30 岁的女性若是长期熬夜，罹患乳腺癌的概率会比正常人高，男性则容易罹患神经失调。

现代医学当中是没有"爆肝"这个词的，从中医的角度来看，熬夜容易导致"肝火旺"，表现为长痘痘、精神不济等问题。所谓"爆肝"，就偏向中医讲的"肝火旺"。

常喝咖啡提神，对身体有什么影响

大部分人如果精神欠佳，就会来杯咖啡提神，但是这种做法是正确的吗？

咖啡因的确可以起到提神的效果，不过那只是暂时的，效果不会维持太久。咖啡因同时也具有利尿、促进心脏跳动的作用，如果每天喝太多咖啡，容易出现心悸的状况，也会因为过于亢奋而导致失眠、神经衰弱、焦躁不安。

空腹的时候不适合喝咖啡，否则可能影响到肠胃的消化。孕妇、心血管疾病患者或有骨质疏松问题的人，更不能摄取过

浓茶醒脑有用吗

浓茶中也含咖啡因。虽然浓茶具有提神醒脑的作用，但若是饮用过量，也会出现一些问题。而且茶叶中含有一种叫作"鞣酸"的物质，会妨碍身体吸收铁，若是饮用过量，可能会导致缺铁性贫血。如果在饭后饮浓茶，则更不利于健康。如果长期饮用浓茶，还可能会加重原有的一些慢性疾病。

从中医的角度来看，如果经常犯困，建议使用薄荷、柠檬草、迷迭香等天然食材制成茶饮，不仅可以帮助消除睡意、振奋精神，也不会破坏身体机能。

除此之外，多吃含胆碱、卵磷脂、B族维生素与维生素C等成分的食物，如酸奶、鱼、瘦肉、麦芽、绿色蔬菜、香蕉、花生、柑橘、番茄等，能够改善大脑血流量，提高脑中血氧浓度，并可帮助大脑集中注意力，提高专注力，还能缓解压力。饮食中尽量不要摄取高脂肪的食物，因为这类食物吸收缓慢，容易引起血糖、血脂上升，让人昏睡，精神不集中。

喝蚬精可以提神吗

蚬常被当作保健食品。因为蚬含有丰富的蛋白质，有利肝脏组织，还具有降胆固醇的作用。蚬也富含牛磺酸，帮助身体消化食物中的脂肪。但是蚬的属性偏寒，建议不要吃太多，如果搭配姜一起煮，则有助于去除寒性。

从中医的视角来看，精神不济是因为气血虚，如果长时间置之不理，就会导致胃气虚、肾气虚、肝气虚等。在治疗的时候，通常使用能够补气养阴、清火、生津的药材。西洋参就经常被使用，因为它具有滋阴补气的效果。另外，蚬有助于滋阴凉补、清火，搭配西洋参一起食用，有助于补元气、清热退火、消除疲劳。但体质偏寒的人不宜多服。

涂清凉油有后遗症吗

有很多人一感到疲劳就习惯性地使用清凉油等提神小物品，但这样做不一定对每个人都起作用，效果其实因人而异。

清凉油的成分是以凡士林为基底，再添加一些芳香类的植物成分。虽然凡士林是没有添加物的，但清凉油却添加了其他物质，所以并不是用多少都没问题的。如果出现流血或伤口发炎的情况，最好不要使用清凉油，更不要在敏感的部位，例如眼睛处涂抹清凉油。

使用这类物品时，要特别注意一些事情，比如薄荷会破坏皮肤的角质层及脂肪结构。清凉油若涂太厚，会让皮肤无法呼吸，导致过敏，所以最好适可而止。

伸展运动可以短时间提神醒脑吗

多做伸展运动是好事，提神醒脑的效果如何则是另一回事。不过，伸展运动对身体确实是有好处的。长时间坐在椅子上，会影响身体发育，对骨骼并不是好事，偶尔站起来伸展一下筋骨，的确可以让人精神为之一振，但动作不要太激烈，否则会消耗体力。

另外，从中医的角度来看，按压一些穴位也具有提神醒脑的功效，例如百会穴（头顶正中央）、睛明穴、肩井穴（左右两侧肩头）、风池穴（耳后头枕骨下，发际内凹陷处）、太阳穴等。疲累时不妨做个按摩，可以达到提神醒脑的作用。

提神小物有哪些

首先就是前面提到的西洋参。西洋参能够补气养阴、清火、

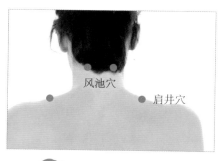

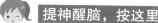
提神醒脑，按这里

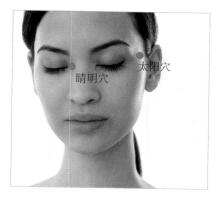

生津，其最简单的服用方式就是切成片状放入口中含着，可起到补元气、清热退火、消除疲劳的功效，适合多数体质。

另外，推荐六味地黄丸。六味地黄丸具有很强的补阴功效，所以很多补气提神丸当中都有这一种药。前面也说过，人之所以会精神不振，是因为气血太虚，而六味地黄丸就能够滋阴补肾，给身体带来元气。六味地黄丸还能够增强记忆力，所以在此推荐给各位考生。不过在服用之前，最好要先找专业的中医评估一下自己的体质是否合适，这样比较安全。

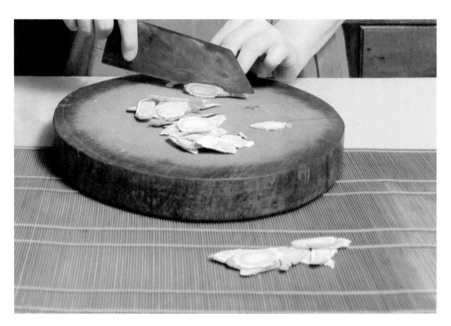

▲ 若想补元气、清热退火、消除疲劳，可尝试将切成片状的西洋参放入口中含着。

缓解压力的中医疗法

从中医的观点来看，我们可以将压力大分成三种类型。

肝气郁结、气郁化火　这种类型的患者，经常情绪低落，任何时候都会习惯性地叹气。所谓抑郁症，大部分都是这个类型。患者多为肝气郁结，为了解郁通常会使用能够疏肝的药材及药方，如陈皮、柴胡、香附。

痰热内扰、心脾两虚　这种类型的患者，总是把所有的苦都往肚子里咽，只要一有压力，食欲就变差，而且特别容易疲劳，甚至出现拉肚子的情况。这种类型的患者肝血不足，脾脏虚弱，所以通常会使用能够生津化痰的药材及药方，如乌梅、温胆汤；或是可以补心脾的药材及药方，如龙眼肉、人参、归脾汤。

阴虚火旺　这种类型的患者特别容易心烦意乱，还经常暴躁如雷，只要遇到一点小事，就严重影响心情，很多失眠患者都属于这种类型。这种类型的患者通常会使用能够滋阴补肾的药材及药方，如五味子、天王补心丹、知柏地黄丸来缓解失眠。

中医在缓解压力时，通常会把重点放在气血是否顺畅上。只要脏腑及气血正常、舒畅，自然能够减轻压力。除了中医治疗，患者平时不妨多做运动，找到能够释放压力的方法，试着让自己放轻松。这才是最好的缓解压力的方法。

每周都按摩，这样是不是压力很大

现代人本来就有各式各样的压力，如果可以找到适当的方法释放压力，绝对是一件好事。按摩确实可以舒缓心情，达到减缓压力的目的。如果经济能力不允许，不能经常请专业的师傅按摩，也可以学一些简单的按压穴位的方法，这样自己就可以帮自己减压。

百会穴　头顶的百会穴，为任督二脉的汇集点，在此按压，可起到安神醒脑的作用。按压百会穴，不仅可以减缓压力，也可以让自己放松心情，忘记烦恼。

太阳穴　有时心情烦躁，可能是因为工作太累导致头昏眼花，或是使用电脑太久也可能出现这样的问题。建议有这个症状的人，可以试着从眉头开始，轻轻地往太阳穴进行按摩，接着在太阳穴的地方以指腹作轻柔按压。这样就可以缓解头痛，也可以改善眼花的情况。

足三里穴　足三里位于外膝眼下 3 寸，这是个非常好的穴位，中医称其为养生保健的要穴。按压足三里穴不仅可以增强体力，还可以健肠胃、补心脾。中医讲求由内而外进行养生，只要气血

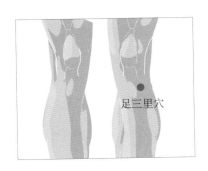

足三里穴

通顺，心情自然变好。

涌泉穴　按压脚底的涌泉穴有降虚火的作用，可以达到安神、安眠的功效。如果因为压力太大而睡不着，不妨试着按压这个穴位。

内关穴、膻中穴　按压胸口正中的膻中穴，以及手腕内侧的内关穴，都具有疏肝理气的作用，可以达到安神养心的作用。

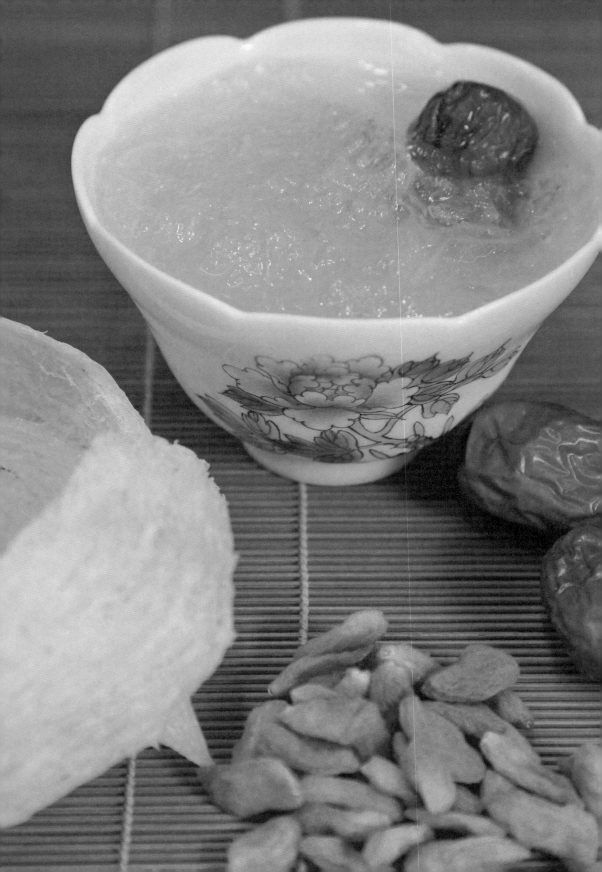

第四章

美容滋补

　　永葆青春是所有人都向往的。以西医方式，补充胶原蛋白、打玻尿酸对青春永驻固然非常有效，但中医的自然养生却更为温和。西医美容的方法，中医怎么看？是否可以中西医并行？

中医看脸

1min 重点

青春痘的四种症状及调理方针

【肺经风热】多长于额头，伴随过敏性鼻炎，常用泻白散。

【脾胃湿热】多长于两颊及鼻头，伴随便秘、口干舌燥，常用黄连解毒汤。

【肝肾阴虚】多长在下巴及人中穴处，伴随内分泌失调、生殖系统疾病，常用六味地黄丸、四物汤合仙茅。

【肝郁气滞】多长在脸侧、发际处及眉间，伴随压力大、情绪紧绷、失眠、多梦，常用加味逍遥散。

中医除了把脉，还可以颜面望诊，其理论基础来自所谓的"反射学"，即体内各脏器的健康状况都对应地反映在脸、手与脚底的反射区。脸部是身体整体的缩影，各脏腑器官的微小病理变化，均会在脸部相对应的穴位上出现相应的征兆。因此中医理论认为，脸部可以反映全身脏腑气血的盛衰。

中医的面诊已有悠久的历史。以鼻为例：鼻头为脾，鼻翼为胃，脾和胃属土，土为黄色，正常的鼻色为红黄隐隐，如果鼻头出现红色或有大个红色痘痘，代表脾胃正处于上火的状态；如果鼻头发黑，甚至颜色暗沉易脱皮，则代表脾胃功能不佳，可能有胃溃疡或肿瘤。

面诊在临床上具有一定的参考价值，如果面部出现皱纹、斑点和皮肤颜色改变，则代表所对应部位的脏腑失调。以全脸来看，左脸颊属肝，右脸颊属肺，额头属心，下巴属肾，只要每天早上刷牙时观察一下脸部的气血变化，就能够适时地得知体内脏腑的情况。

中医祛痘妙方

青春痘多发于青春期，多因内分泌紊乱导致皮脂腺分泌增多而形成。中医在治疗上将其分为四种症型进行调理。

青春痘的四种症型

肺经风热　此类型的患者常伴随过敏性鼻炎，痘痘多分布于额头，除了有许多粉刺，也有红色的小丘疹。治疗上多以泻白散疏风清肺，或者以人参、枇杷叶、黄连、黄柏、桑白皮、甘草这类药材来凉血清热。

脾胃湿热　此类型的患者常伴随便秘、口干舌燥等问题，痘痘多长在两颊及鼻头，丘疹色红明显，有脓肿。治疗上多以黄连解毒汤来清利肠胃湿热，或者以茵陈、栀子、大黄这类药材清热祛湿、通腑泻浊。

肝肾阴虚　这种类型的患者常伴随内分泌失调或生殖系统方面的疾病，痘痘多长在下巴及人中处，丘疹颜色暗沉、体积大。治疗上多以六味地黄丸滋肝阴补肾水，或者以四物汤合仙茅、淫羊藿、当归、巴戟、黄柏、知母等药材调理。

肝郁气滞　这种类型的患者常伴随压力大、情绪紧绷、失眠、多梦等问题，痘痘多长在脸侧、发际处及眉间，丘疹颜色偏暗。治疗上多以加味逍遥散疏肝解郁，或者以海藻、半夏、陈皮、青皮、连翘、贝母、当归、川芎、甘草这类药材祛痰软坚、活血化瘀。

痘痘所处部位的警示

中医认为，肌肤状况是反映五脏六腑异变的重要指标。当青春痘红肿、化脓，长在同一部位长达3周，便需警觉是否身体机能出现了问题。

右边脸颊　代表肺火过盛或失调，建议多食用薏米、木耳、杏仁、梨等食物，并饮用蜂蜜茶等具有润肺功效的茶饮。

左边脸颊　代表因熬夜、喝酒等原因导致的肝功能失调。

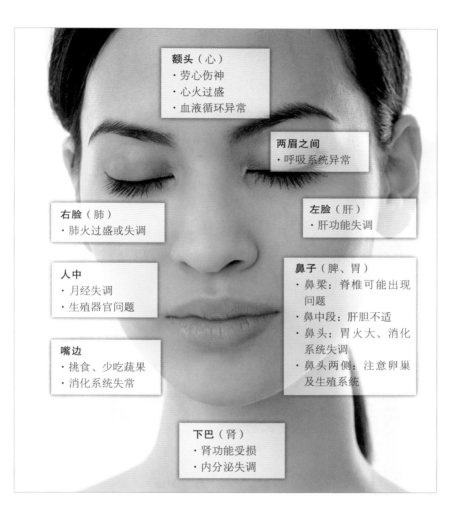

额头（心）
· 劳心伤神
· 心火过盛
· 血液循环异常

两眉之间
· 呼吸系统异常

右脸（肺）
· 肺火过盛或失调

左脸（肝）
· 肝功能失调

人中
· 月经失调
· 生殖器官问题

鼻子（脾、胃）
· 鼻梁：脊椎可能出现问题
· 鼻中段：肝胆不适
· 鼻头：胃火大、消化系统失调
· 鼻头两侧：注意卵巢及生殖系统

嘴边
· 挑食、少吃蔬果
· 消化系统失常

下巴（肾）
· 肾功能受损
· 内分泌失调

 面部特定部位的痘痘可能反映的问题

除了调整生活作息，建议多吃绿豆、冬瓜、小黄瓜等有退肝火功效的食物，并多饮用决明子茶、菊花茶这类茶饮。

额头 代表过于劳心伤神，导致心火过盛或血液循环异常，除了调整生活作息，还要多喝水。

两眉之间 代表呼吸系统可能有异常，需特别留意。

鼻子 若是在鼻梁，表示脊椎可能出现问题；若在鼻子中段，反映肝胆不适；若在鼻头，代表胃火大或消化系统失调；若在鼻头两侧，要注意卵巢机能或生殖系统可能存在的异常。

下巴 代表肾脏功能可能受损或内分泌失调，女生若月经不调，便常见痘痘长在唇周和下巴。建议多吃冬瓜、西瓜、番茄、空心菜、菠菜、竹笋等这类食材。

嘴巴周围 代表消化系统失调，通常挑食或少吃青菜及水果者的痘痘特别容易长在此处，建议多吃胡萝卜、菠菜、金针菇等富含膳食纤维的食物，助力肠胃蠕动。

人中 这类型的女性通常伴随月经失调等症状，也可能是生殖器官出了问题。建议平时少吃冰冷、寒凉、辛辣的食物，尤其是女性在月经期时，更要避免食用这类食物。若想使用中药调理这类痘痘，可试着以四物汤及中将汤调经养血。

外敷抗痘药材

中医对发炎严重的痘痘，常用由大黄、黄芩、黄柏组成的三黄粉水煎后清洗患部，或加水调和当作面膜外敷。

平常用于预防保养的中药有珍珠粉、冰片、薏米、黄芩、白芨。但由于个人肤质不同，因此建议使用由合格中医问诊后给出的药方，尽量不要私自调制药方外敷。敏感肤质的人更要注意，若有不适症状，都应立即就医。

针灸疗法也适用于抗痘

中医在针灸诊疗上，对因肺胃肠有热、脾失运化、湿热蕴阻导致的青春痘，多取合谷穴调理脾胃；以曲池穴来促进皮肤血液循环；以三阴交穴来平衡内分泌。

耳针疗法多取肺点、皮质下、内分泌点，对改善青春痘很有效。对红肿发炎严重的青春痘，可请专业医生围刺或放血以缓解症状。

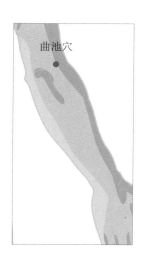

曲池穴

脸颊红通通的，哪里出了问题

脸颊红通通的，最可能的原因是脸部晒伤或是皮肤过敏、发炎，甚至可能是血压过高所致。一般来说，最常见的是由神经系统的正常反应所导致的。情绪产生变化或是面临其他外部环境冲击时，交感神经会受到刺激，使身体产生一连串的反应，如血管扩张，就会使脸颊变得红通通的。除此之外，一些皮肤疾病，如皮肤发炎、湿疹、青春痘等问题，也都可能导致脸红。

脸红需要处理吗

有些人可能觉得脸红红的很可爱，看起来也很好，不用管它。但如果不管它，严重的话会有什么后果呢？

其实，若是放着脸红不处理，可能出现皮肤炎。这种状况常发生在幼儿身上，轻则引发皮肤炎症，重则导致传染性红斑。如果不只双颊发红，还有皮肤瘙痒的状况，并且出现在身体其他部位，那么有可能是特应性皮炎。

如果是成人的双颊红通通的，严重的话可能是高血压引起的。脸部潮红，是由于两颊受神经因素影响，使得血管有所扩张及收缩。正常情况下，血液会对血管产生压力。年纪大的人由于血液循环能力减弱，在温差太大、忽冷忽热时，微血管就会在反复收缩及扩张中失去弹性。血管壁变硬，内膜增厚，小动脉就容易硬化，如果再加上情绪激动、劳累、过度用力排便等因素，就会使血压进一步升高，若血压超过了血管所耐受的极限，小动脉就会破裂，甚至导致严重脑出血。长期处于高血压状态还会累及心脏，使心脏的结构和功能发生改变。

脸部容易泛红者的饮食建议

饮食方面，建议容易脸红的人少吃会导致血管扩张的食物，如咖啡、茶、可乐等含咖啡因的食物；多吃莲子、苦瓜等可以降火的食物。另外，尽量少喝酒，不要吃过于辛辣和刺激的食物。平时多补充一些 B 族维生素，有助于神经修复和安神，能起到舒缓情绪的作用。

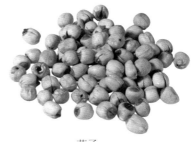

莲子

对皮肤过敏造成的脸部泛红，可从皮肤清洁做起，多保湿，多喝水，避免使用含香料、酒精等刺激性成分的化妆品。只要不刺激到肌肤，就能够降低过敏的发生概率。

中医看唇色

由于阴阳经脉终于唇，而上下唇及口腔其他部位均属手足阳明经，由此可见，口腔与脏腑经络关系密切，能反映全身不适。嘴唇的表层皮肤很薄，血管在这里看得特别明显，因此若健康出了问题，影响血液状况，就会表现在唇色上。古书中也有对唇的描述："脾之合肉也，其荣唇也"。就是说，脾的好坏显现于口唇。

观唇知脾是怎么回事

事实上我们从唇的纹理、形态，就可以诊断脾和身体的情况：唇部纹理细小者，脾小；纹理粗者，脾大；唇稍微外翻上翘者，脾位置偏高。另外，当嘴唇肿胀时，恐属实证；唇萎，则代表气虚；上唇较肥厚，下唇偏小者，可能常有腹胀的问题。

如果嘴唇呈现下列五种状况，需要引起注意。另外，提醒大家，看病时如果涂了有色唇膏，会影响诊断结果。

需注意的五种唇色

唇色	病症
红而润泽	表示脾胃气盛，血脉调和。
深红、深紫	血液循环加速，毛细血管过度充盈的结果：红紫主热，中医指体内热，肝火太旺，可能体内有实热疾病，如失眠、口臭、便秘、甚至心血管疾病。
偏白	表示脉络血量不足或血红蛋白含量太低、气血虚弱，可能有贫血、腹泻、感冒等症状；体内较虚寒者，也易疲倦、怕冷，气血不足，出现五脏功能衰弱。
黑青	体内气滞血瘀，是体内循环衰竭的象征，常合并胸闷症状；如果体内湿气重，嘴唇周围泛起一圈黑色，表示肝肾两虚；常见不适有食欲下降、消化不良、下肢沉重感、小便频繁等。
偏黄	唇黄主湿热，表示肝功能衰弱，脾胃也随之受影响；如果脾胃有湿热，也会出现无法顺利吸收营养物质的情况。

睡觉流口水是哪里出了问题

中医认为成年人流口水是脾胃功能失调的一种表现。这种情况常见于脾胃系统功能减弱、水湿停留、脾胃湿热或胃里存食下降、胃热上蒸，即所谓"胃不和则卧不安"。脾脏虚弱，则口涎流于外，所以说流口水可能是脾气虚弱的表现。

脾有运化食物中的营养物质的作用，而脾脏虚弱，多由饮食失调，过度操劳或久病体虚引发。脾若运作失常，就会出现营养吸收障碍。当体内脏腑受损，肌肉就会变得松弛，睡着后会闭不上嘴巴，导致口水外流。

若是有口腔溃疡、喉咙疼痛、牙龈问题等情况，可能会刺激口腔内腺体的分泌，使口水过多。如果是这种情况，在睡觉时就易流口水。脸部神经肌肉的问题，如颜面神经麻痹，也是导致人在睡觉时流口水的原因。睡眠时由于体位的关系，侧身睡、头偏向一侧，也容易流口水。

如何预防睡觉流口水

中医理论认为，成年人流口水是脾胃功能失调的表现，因此建议平日多服健脾固肾的中药材进行调理。另外，要有好的饮食习惯，如睡前不吃过于油腻、不易消化的食物，饭后漱口、睡前刷牙等。除此之外，睡前不要做剧烈的运动，尽量避免过度操劳、用脑。如果有神经衰弱的问题，也可以借由嘴角按摩来做面部肌肉的舒展运动。

在食疗部分，建议多吃红薯、大枣，这些食材有补脾胃、益气血、通便等作用。健脾，可用山药、白术、薏米、花生、白扁豆、红薯等。醒脾开胃消食的食材有莲藕、栗子、山药、扁豆、葡萄等。

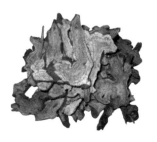

白术

眼皮跳跟财无关

很多人都听过"左眼跳财，右眼跳灾"这句话。但从中医的角度来看，眼皮跳可能是胃筋上扬，也可能是肝肾出了问题，或是肠胃不好。大家可能会感到疑惑，脏腑跟眼皮离得那么远，怎么关系如此密切呢？

眼皮跳是过度疲劳的表现

用眼过度会感到疲劳，进而损伤到肝血的运行，而一旦肝血不足，就会导致血虚，进而出现眼皮跳，因此建议服用能够养血的当归活血汤进行调理。肠胃不好导致眼皮跳动，是因为眼睑本来就与脾胃息息相关，如果饮食不正常，或过度劳累，就会影响脾胃功能导致眼皮跳动，因此建议服用能够健脾胃的补中益气汤进行调理。

除了中药之外，还可以从经络下手进行缓解。因为眼皮跳主要是因为疲劳、压力，而通过按摩来刺激身体的神经、淋巴、血管，加速身体的血液循环，能让身心放轻松，有助于改善眼皮跳的情况。

睡觉不闭眼睛，是哪里有问题

眼皮在医学上称为眼睑。眼睛的睁、眨与闭合功能，都受面神经支配，由上睑提肌和眼轮匝肌的收缩及松弛来完成。如果睡觉时眼皮无法完全闭上，可能是面神经对肌肉的支配作用比较弱，或上眼皮的肌肉出现痉挛、眼轮匝肌的张力低以及上睑提肌松弛不足所导致。

除此之外，之所以会有睡觉不闭眼的问题，也可能是因为上眼睑过短。这样的人，在睡觉时就会因上下眼皮不能完全闭合而留下一条缝隙。更严重的，可能是因为脑部疾病让面神经失调，或眼睑肌肉丧失张力导致的。

针灸放松眼皮可靠吗

答案是肯定的。面部神经失调，在中医理论上称之为"面瘫"。其病因为正气不足、脉络空虚，遇风邪侵入导致颜面经脉气血阻滞。中医在应对这类问题时，通常运用针灸、推拿等手段来促进患部附近的经络循环，从上背、颈、耳后、耳前、脸部等地方取穴，让区域内的肌肉放松，以达到改善经络循环的目的。

针灸取穴以祛风通络，行气活血为主，局部取穴依神经走向，眼部取丝竹空穴、鱼腰穴、太阳穴、头维穴（头侧，发际点向上约一指宽）。另外，足三里穴也是一个重要穴位，针灸有"头有病而脚上针"的说法，即以下治上。耳穴部分则是有"颈""肩""枕""神门"等对应点。平常适当进行眼部按摩，可预防眼部周围肌肉僵硬，舒缓肌肉。

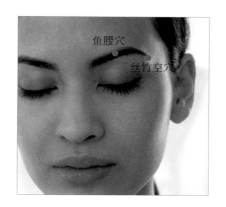

鱼腰穴

丝竹空穴

看鼻相便知健康

鼻子被中医称为"面王"，有"上诊于鼻，下验于腹"的说法。这说明鼻子在面诊中具有相当大的价值。

鼻子的不同部位，对应不同的脏腑，例如鼻头对应脾脏，鼻梁右侧对应胆，鼻梁左侧则对应胰，鼻翼两侧则对应胃。鼻子及四周的颜色，最能够反映五脏六腑的病症。

中医看鼻能判断疾病，可信吗

若以色泽作为判断依据，则其理论基础为五脏对应五色，就是肝对应青色，心对应红色，脾对应黄色，肺对应白色，肾对应黑色。接下来就要告诉大家，如果鼻头呈现这五种颜色，分别代表什么。要提醒大家的是，虽然望诊是中医学当中很重要的诊断方法，但在某些状况下是可能会误诊的。如果患者浓妆艳抹，或是刚做完鼻整形、微整形手术等，都可能影响到望诊的判断结果。

鼻头颜色反映的健康状况

颜色	健康提醒
鼻头泛红	表示脾胃阳虚、失于运化、津液凝滞，也就是脾胃消化功能不佳。如果鼻翼特别红，有罹患糖尿病的可能。
鼻头发青	可能是"肝木乘脾土"的表现。由于肝气疏泄太过，横逆冲犯脾胃，导致影响脾胃消化功能，一般还会伴随着腹痛。
鼻尖发黑	表示体内有湿气，是"肾水反侮脾土"的表征，也就是肾水反过来压制住脾土。因为水汽过盛，肾的脏色就会出现在脸上。
鼻子发黄	代表胸内有寒气，脾胃失于运化。多因嗜食寒凉食物，而这些寒凉食物积聚在脾胃，使脾失运化，寒气上升影响胸阳，最终导致寒气滞留胸部脏腑。
鼻头发白	代表体内气血皆虚，可能会有消化不良或是慢性支气管炎。

治疗鼻息肉有良方

鼻息肉是指鼻腔内凸起的息肉，通常伴有鼻塞、流鼻涕、嗅觉不敏锐、头痛、头昏等症状。目前的治疗方法多以摘除息肉为主，但容易复发。中医认为，鼻息肉又称为鼻痣，主要成因为肺经蕴热，失于宣畅，使湿热邪浊积于鼻窍，或是湿郁鼻窍、痰浊不化，导致耗损肺脾之气。在摘除鼻息肉后，可搭配内服苍耳散和通窍活血汤，加上以白芷、辛夷、细辛、五味子、冰片等药材制成的外敷药方，对鼻黏膜具有收敛和保护作用，有助于症状消退。

美胸保养，把握黄金时期

1min 重点

正确方法打造内在美

【发育不良三恶习】❶ 胡乱减肥导致内分泌失调，乳房发育不完全。❷ 运动时不穿运动内衣，导致胸部外扩、下垂、变形，副乳比胸部还要大。❸ 生活作息不稳定，经常熬夜，导致内分泌失调，影响胸部发育。

【胸部缩水五大错】运动造成的伤害、穿不合适的内衣或内衣穿戴方法错误、不当的按摩、服用不当药物、蛋白质摄取不足。

【丰胸黄金三时期】青春期、排卵期前后一周以及怀孕后期。加强疏通胸部周围的经络，有助于丰胸。

　　正常发育的少女，胸部却"长不大"，可能跟以下三大生活习惯有关。

经常会听到别人说该瘦的地方都没瘦，胸部"缩水"了，要知道乳房发育和雌激素分泌息息相关。如果雌激素分泌不足，乳房就可能"长不大"。

减肥 若正处于发育期，千万不要乱减肥。不正确的减肥容易影响内分泌，如果胡乱减肥，可能导致内分泌失调，一旦内分泌失调，就会导致乳房发育不完全。

运动时不穿运动内衣 这点其实非常重要。很多女性总认为自己"没有胸部"，其实可能只是因为胸部外扩了。仔细观察自己的身体，有没有觉得自己的副乳比胸部还大？

运动的时候，没有养成穿运动内衣的习惯，就有可能出现这个问题。运动时，因为胸部晃动，如果没有穿运动内衣，胸型就容易发生改变，可能会外扩、下垂、变形。

生活作息不稳定，经常熬夜 这个原因跟减肥其实是差不多的。如果生活作息不正常，经常熬夜的话，容易影响激素分泌。前面也提到过，乳房发育和雌激素分泌密切相关，如果激素分泌失调，就可能会因此影响到胸部的发育。所以如果仍处于发育期，请务必养成良好的生活作息习惯。

让胸部缩水的五个不良习惯

运动造成的伤害 虽然运动对塑造身材是有帮助的，但如果运动过量，或是运动时没有穿运动内衣，都可能对胸部造成负面的影响，如导致胸部变形、外扩。比起不穿运动内衣，更不能不穿内衣运动，否则可能会让胸部下垂。

内衣穿戴方法错误或是选择了不合适的内衣 穿戴内衣其实是一门学问，并不是只要把扣子扣上就行了，而是要将肩带调整到合适的位置，接着把身体往前弯，再将整个乳房及周围的脂肪都拨到内衣的罩杯里。这样才能避免胸部外扩，让胸部浑圆饱满。另外，在选择内衣时，一定要选择合适的尺寸，如果太大或太小，都可能导致胸部变形。

不当的按摩 常听人说按摩可以让胸部变大，这也确实是正确的。只要选对穴位，或顺着乳腺组织往上按摩，对胸部长大的确有帮助。但是，如果按摩的方式错误，例如按到了错误的位置，或是搞错了方向，恐怕只会让胸部越来越小，甚至是变形。

服用不当药物 曾听说过一种说法，避孕药可以让皮肤变好，也能让胸部变大，而且听说确实有很多人通过这样的方法来丰胸，但我认为这个方法是不好的。避孕药当中的主要成分就是雌激素，通过避孕药补充雌激素，在短时间内或许会感到起到了"丰胸"的作用，甚至觉得皮肤变好了，但如果长时间服用则会破坏身体的内分泌系统，导致内分泌失调。如此一来反而不利于丰胸，还可能会影响月经周期。

蛋白质摄取不足 减肥是女性一辈子的事，但减肥不当可能会连胸部一起减。这是因为想要胸部丰满，脂肪跟蛋白质不可或缺，所以如果想要兼顾瘦身及丰胸，建议少摄取高热量食物，但鱼类、豆类、蛋、瘦肉、花生等食物，还是要适当地摄取。如果是身材比较瘦小，不需要减肥的人，除了上述食物之外，也可以吃一些热量较高的食物。

抓住丰胸黄金三时期就对了

从中医的角度来看，想要丰胸，就要让胸部周围的气血顺畅。按压乳根穴、膻中穴、大包穴、鹰窗穴等，都可以让身体的气血顺畅，另外再搭配按压三阴交穴、合谷穴、足三里穴等穴位，能够得到更好的效果。

最好的丰胸时间，是青春期、排卵期前后一周以及怀孕后期。这三个时期被称为丰胸黄金三时期。因为这三个时期体内的腺体跟激素会分泌得比较多，乳腺也会比较发达，所以是丰胸的最佳时期，建议大家把握这三个时期，加强疏通胸部周围的经络。

抓住丰胸黄金三时期

1	2	3	4	5	6	

行经期
第一日血刚出，第二日血量增多，其间需注重益气补血，助经血排出，可吃坚果类，如腰果、花生、核桃，也可喝红糖姜汤，以舒缓不适。

7	8	9	10	11	12	13

| 第一丰胸黄金期
可吃花生猪蹄汤、山药、当归、蜂王浆，促进乳腺增大。 | | | | | 排卵前期
雌激素第一高峰期，喝生姜羊肉汤。 | |

14	15	16	17	18	

| 排卵期
成熟卵子排出，建议食用青木瓜鸡爪汤、喝黄芪茶。 | | | 排卵体温上升期
雌激素第二高峰期，可吃玉米或是枸杞，温补暖身。 | | |

19	20	21	22	23	24

第二丰胸黄金期
雌激素分泌量增加，可多吃胶质食物，如银耳、木瓜、猪蹄、鸡爪、鱼汤。

25	26	27	28	

高温期
吃酒酿蛋，喝红枣茶，调节雌激素的分泌。

丰胸按摩及丰胸茶饮

　　对于丰胸，有一些茶饮有很好的效果，比如能够活血补气的桂圆红枣茶及黄芪红枣茶。富含胶质的山药可以煮成茶饮，也可以制成山药牛奶饮。此外还有能够促进乳腺发育的蒲公英茶，富含脂肪、蛋白质的豆浆、米浆。建议这些茶饮都喝温热的，因为冷饮对女性的身体有不好的影响。另外，大家都熟知的木瓜牛奶也有很好的丰胸效果，因为木瓜有助于蛋白质的吸收。

　　除了上述茶饮之外，按压一些穴位对丰胸也有正面的效果，如中府穴、乳根穴、乳中穴、鹰窗穴、膻中穴、天溪穴、库房穴、屋翳穴等。

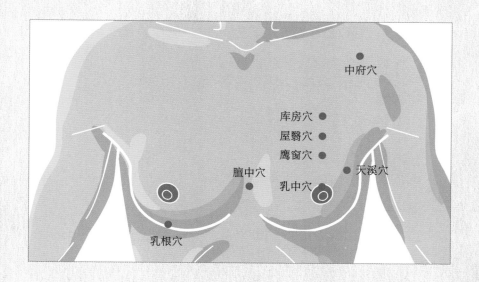

保养皮肤，玻尿酸不可少

人体中天然的美容圣品

玻尿酸存在于人体的真皮层、结缔组织、神经组织及关节中，是人体肌肤最重要的保湿因子。随着年龄增长、肌肤老化，玻尿酸会逐渐流失。

尚未流失玻尿酸的肌肤，摸起来十分有弹性，婴儿的肌肤就富含玻尿酸，所以摸起来非常有弹性。随着年龄越来越大，流失的玻尿酸也越来越多，导致真皮层的含水量逐渐降低，这不仅让肌肤失去原有的弹性及光泽，还让肌肤的自我修护及抵抗力降低，并出现老化问题，例如出现皱纹、斑点。因此，保湿是肌肤抗衰老最重要的工作。

什么是玻尿酸

现在玻尿酸已经是非常常见的医疗美容材料了，但常有人问，玻尿酸有什么作用。玻尿酸是一种胶状物质，存在于人体的真皮层、结缔组织、神经组织及关节中，它可以帮助细胞移动、增殖，而且锁水效果极佳。玻尿酸被认为是最好的保湿成分，经常会被运用于填补皮肤流失的组织。当皮肤出现皱纹，变得松弛时，只要注射玻尿酸，就可以看起来比较年轻。

保养用玻尿酸和注射用玻尿酸，大不相同

保养用的玻尿酸跟注射用的玻尿酸是完全不同的，这两者的制作方式及萃取来源都不相同，分子量及分子结构也不一样。注射用玻尿酸的分子量比保养用玻尿酸的分子量大，主要应用于填补皮下组织。分子量较小的保养用玻尿酸，有较强的抓水力，能够有效增加、锁住肌肤中的水分，被广泛运用在保湿产品中。

骨科和医疗美容都用玻尿酸

人体的软骨中富含玻尿酸，关节液中也含玻尿酸，而玻尿酸可以增进骨关节的润滑作用，也有止痛效果，所以玻尿酸经常被运用在骨科的治疗当中。另外，据研究显示，玻尿酸还有助于软骨细胞修补、再生、生长，所以它主要是应用在膝关节、踝关节、肩关节等部位。

医疗美容用玻尿酸现在已广为人知，主要被使用于微整形。玻尿酸有非常好的锁水作用，人体的胶原蛋白流失后，给皮肤注入玻尿酸，就能让肌肤重新变得水嫩。另外，玻尿酸也可以用来填补凹陷，例如皱纹、泪沟等。

揭开宫廷美容药方的面纱

去疤舒痕胶

电视剧《甄嬛传》中涉及的"舒痕胶"，成分除了麝香，还有桃花、珍珠粉、鱼骨胶、蜂蜜、玉屑、琥珀、白獭髓，它真的能去疤吗？

麝香有活血的功效，可用于除疤；桃花有通经的功效，可用于养颜美容；珍珠粉是大家都知道的美容材料，不只能够美白、去疤，还有安神的作用；鱼骨胶含有丰富的胶原蛋白，也有美容功效，现在还有以鱼骨胶为主要成分制作的面膜。

剩下的成分，据《本草纲目》记载，蜂蜜可让皮肤变得光滑，玉屑、琥珀有利于疤痕愈合，白獭髓被用于淡化疤痕。这些药材的确都有很好的美容功效，所以用来除疤是有道理的，但要注意一点，使用"舒痕胶"并不可以让疤痕彻底消除，只能做到淡疤而已。想要完全去除疤痕，还是要使用其他的方法，必要时要就医。

宫廷御方玉容散

传说用 16 味中药材合制而成的玉容散，是专为慈禧皇太后特制的化妆品。玉容散让慈禧告别了黑色素沉积、脸皮粗糙的困扰，肌肤也日渐焕发光泽。玉容散的制作和使用方法：将"浙江八味"之一的白术，以及薏米、白芍、荆芥、珍珠、羌活等多种药材混合磨粉后，加水制成面膜敷脸。

过去因药材搜集不易，这种太后用的保养秘方少有流传。据称，玉容散可温经、祛风、活络经脉、美白去粉刺、促进脸部血液循环，但根据临床经验，除了美白效果较明显外，我对玉容散可"除粉刺""祛风"之说，持保留意见。

古代玉容散的配方其实还含有飞禽的粪便，因其名不雅而改称麻雀屎为白丁香，鹰屎为鹰条白，鸽子屎为鸽条白，光想象因爱美而把飞禽的粪便往脸上涂的勇气，就要好好地向太后学习一番了。

玉容散每隔一阵子就会流行一次，药材里比较受争议的部分是白丁香，因为它是麻雀屎。从现在医学的观点来看，不建议以动物的粪便入药。此外，白芷、茯苓、僵蚕、扁豆等药材，美白效果都不错。

去粉刺的原理是使用僵蚕，也就是感染病菌而死的蚕宝宝的干燥体。与僵蚕相似的这类药材都含有重金属和一些动物甲壳，具有去角质的效果。

秋冬换季应进行哪些医疗美容

　　每年换季的时候，总是会出现很多肌肤过敏的患者，有人是皮肤发痒，有人是长红疹。如果本身就是肌肤易过敏，或是特应性皮炎的患者，这时候会更加痛苦。

　　针对这类病症，首要建议就是保湿，其他护肤工作，如防晒等也不可马虎。若使用美白类的护肤品，要避免使用含酒精的产品或对皮肤刺激明显的产品，以免对肌肤产生负面影响。另外在日常生活中，最好确保寝具干净，饮食上要排除可能的过敏原。

适合冬季的医学美容

　　炎热的夏天终于过去了，很多人会想要把握冬天让自己赶紧白回来，还贪心地想要连带改善毛孔、斑点等问题。这种情况下，OPT 彩冲光或许是最适合的选择。

　　OPT 彩冲光除了可以扫除沉积的黑色素，还可以解决色素沉淀、肌肤暗沉的问题。如果夏天晒出斑点，OPT 彩冲光也有淡化斑点、美白的功效。此外，OPT 彩冲光对毛孔、粉刺、痘疤、细纹等问题都有改善作用。在冬天，因为温度低，微血管容易出现问题，很多人会有脸部潮红的现象，这个问题也可以通过 OPT 彩冲光进行处理。OPT 彩冲光不仅可以收缩微血管，还可以改善红斑问题。

由于激光治疗后肌肤会处于干燥状态，加上秋冬季节气候干燥，建议将保湿锁水等保养工作做扎实，若再加上玻尿酸或生长因子等修护成分的导入，便可让肌肤状况得到改善。

秋冬进补有讲究

秋冬时，除了肌肤要格外注意保养之外，对身体的进补更是要多费点心。从中医的观点来看，秋冬是养阴的绝好时节，花生、芝麻、菠菜、银耳、乌鸡、蜂蜜等这类养阴的食材，适合在这个时节食用。需提醒的是，进补并不是没有限度的，适度进补对身体当然有好处，但若是补过了头，反而可能给身体带来不必要的负担。

因此在食补之前，建议寻求专业中医咨询，先了解体质再选择进补的方式。举例来说，人参红枣汤是热门的食补方子，但它比较适合体质较虚的老年人，若是阳气较盛的年轻人食用，反而会越补越燥。当归鸡汤等很受女性欢迎，但也不适合气血太旺盛者饮用。所以，在进补之前一定要了解自己的体质，进补过与不及都不好。

冬季私房保养法

在保养方面，就像前面给大家的建议一样，比起春夏用的保养品，在秋冬季节，特别推荐加强保湿的产品。当然清洁也是非常重要的工作，在仔细清洁皮肤之后，搭配使用锁水功能比较强的护肤品，就能把水分锁在肌肤当中。

除了外在保养外，秋冬时节建议多食用一些像薏米、木耳、山药这类能够有助于美白的食材。冬季是美白的大好时机，搭配这类食材熬汤或煮粥来食用，保养效果会更好。

另外，补水在一年四季都很重要，尤其在秋冬时节更为重要。可以润肺的红枣汤，可以养肝的蜂蜜水、养肝茶这类饮品，不仅有助于美白，也有利于滋补身体。

聚会前后的皮肤保养

想要在聚会中亮丽现身，除了衣装打扮之外，妆容也非常重要。但突然长了痘，或过敏来捣乱，可能会连化妆也弥补不了，这种时候就只能依赖激光治疗。

除了先前提过的OPT彩冲光外，无须恢复期，又可综合改善肌肤的，还有激光治疗。激光治疗除了可以除斑、美白、紧致毛孔外，还有"午休美容"之称。激光治疗术后并无明显的恢复期，若是晚上有场派对，下午进行激光治疗，并且在术后进行保湿修护导入，晚上就会变得亮眼夺目。

想要变美，光靠外在治疗是不够的，平时也应多注意保养，尤其在喧闹一整夜后，隔天肤色通常会变得暗沉。这时建议大家多补充维生素C，柠檬水、小黄瓜等都是不错的选择，除了有助于美白，也有提升元气的作用。

孕妇要注意的中药材

**1min
重点**

孕妈饮食和用药的讲究

【宜】均衡饮食，全熟食物，富含优质蛋白质、维生素、矿物质的食物。

【忌】❶ 具毒性的中药，如砒霜、水银、雄黄、夹竹桃等。❷ 活血化瘀的药材，如山楂、三七、桃仁、红花、牛膝等，它们可能造成流产。❸ 促进子宫收缩的药材，如麝香、益母草等，它们也容易造成流产。大黄、牡丹皮、薏米、牛黄、木通也不宜服用。❹ 补元气的中药，如人参等，它们可能导致失眠。❺ 珍珠粉：体质偏寒者不宜。❻ 艾叶：可理气调经，但不宜多用，恐引发肠胃炎。

怀孕，代表着即将迎接一个新生命到来。但在现实中，许许多多针对孕妇的禁忌和建议，我们究竟该不该遵守呢？

传统中国社会，对背负传宗接代重任的孕妇格外呵护。魏晋南北朝时期，有位名医叫徐之才，他曾提出"逐月养胎法"，建议所有的孕妇按照时辰表养胎、安胎。用现代医学及胚胎学的理论对照徐之才的论述，其中有些观念还是值得现代孕妈参考的。"妊娠一月名始胚，饮食精熟，酸美受御，宜食大麦，毋食腥辛，是谓才正。"这里建议刚怀孕的女性要吃全熟的食物，不要吃生冷未熟的食物，这样才利于胚胎顺利成长。还有"不可以拍孕妇的肩膀"的说法，从经络学的观点来看，因为肩部有肩井穴，过度刺激该穴位易引发子宫收缩，导致流产。这些怀孕的风俗禁忌，有些需要遵守，有些则要随时代加以调整。

在怀孕过程中，有的孕妇因为孕前肥胖，或担心怀孕后体形不好而限制进食，有的特别偏食，有的偏爱鸡鸭鱼肉，有的因为孕吐无法进食……这些其实都不利于胎儿发育。孕妇应该吃得杂一些，不偏食、不忌口，保证营养均衡全面，补充身体所需的大量营养物质。在饮食中，应加强营养，特别是加强优质蛋白质、矿物质和维生素的摄入。正餐之外，要适量补充水果。如果因为怕胖不吃主食或节食，则可能会消耗体脂，使酮体增加，对胎儿健康发育非常不利。因此，孕妇不应盲目限制进食和减肥。当然，体质偏弱的孕妇，可能需要在孕期使用部分中药材补身子，但有些中药材并不适合孕妇食用，要小心选择。怀孕期间，为了自己及宝宝的健康，不用任何药物是最好的选择，如果生病了，一定要及时就医，在医生的指导下用药。

有些中药是孕妇绝对不能食用的，比如砒霜、牵牛子、生附子、水银、生半夏、生甘遂、生南星、朱砂、大戟、乌头、雄黄等，它们会影响母子健康。此外，中药里有许多活血化瘀的药，也要禁止服用，如山楂、三七、桃仁、红花、牛膝等，它们可能导致流产。至于有些促进子宫快速收缩的药，如麝香、益母草，则千万不能服用，它们也容易导致流产。大黄、牡丹皮、薏米、牛黄、木通等药，也都不宜在怀孕时服用。

哪些中药对孕妇有不良影响

除了前面提到的红花、麝香、夹竹桃之外，其实还有一些不适合孕妇的药材。接下来便向大家介绍一些很常用，但孕妇不宜的药材。

麝香 在民间常流传，后宫佳丽为争宠，就给皇上的新进妃子送含麝香的补品，目的是导致其不孕，甚至流产。这是真的吗？从中医的观点来看，麝香味辛、性温，常用于活血通经、开窍醒神，只要使用方式正确，能够调理因为月经不正常导致的不孕。但因为麝香具有活血的功效，而且会导致子宫收缩，如果使用不当，的确有可能会导致流产。

红花 红花具有活血通经、化瘀止痛的功效，不只是常用药，也经常入菜，是非常实用的药材。但是用中医的观点来看，红花会加强子宫收缩，若不小心服用，可能会影响胎动，严重的甚至会造成流产。在怀孕前三个月，一切的状况都还不稳定，孕妇本来就容易出血，如果在这样的情况下服用红花，后果不堪设想。所以，孕妇不能服用红花。

夹竹桃　夹竹桃是一种有毒的植物，如果误食可能出现肚子痛、恶心、腹泻等症状，更严重的情况是造成心脏方面的问题，进而导致休克。不过，夹竹桃也是一种药材，一般来说是在昏迷时使用的强心剂，但是需要的量非常少，如果使用过量，就容易出现中毒的情况，而这可能会致命。夹竹桃除了刺激肠胃收缩，也会加强子宫收缩，孕妇若是误食，可能因此流产。

人参　人参具有补肺益脾的功效，身体虚弱时服用人参有补元气的效果，但是服用的剂量过高，可能导致失眠、腹泻、神经衰弱。孕妇如果有并发症，最好不要服用人参，避免引发其他问题。

珍珠粉　珍珠粉是一种非常有名的美容药材，除了有助于伤口愈合外，也有滋润肌肤、安神的作用。但因为珍珠粉属性偏寒，如果是体质较寒，或是有早产征兆的孕妇，可能就不太适合了。建议经由专业中医评估后，再判断是否能够使用珍珠粉。

黄连　黄连具有清热解毒的功效，通常用于治疗痢疾，但如果是体质较寒或是肠胃不好的孕妇，可能不太适合。建议由专业中医评估，来判断是否能够使用黄连。

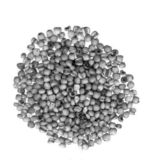

薏米

薏米　薏米具有利尿、健脾、清热的功效，但是薏米油却被发现会增强子

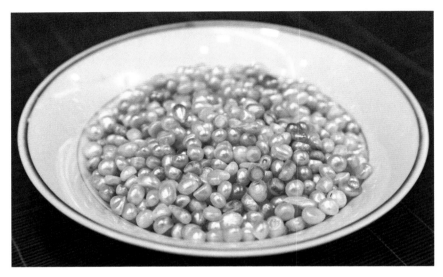

▲ 珍珠磨成的粉除了有助于伤口愈合外，也有滋润肌肤、安神的作用。

宫的收缩，可能导致流产，因此不建议孕妇食用。

艾叶 《本草纲目》记载，艾叶具有理气血、温经、安胎等功效，通常会搭配地黄、阿胶等中药材一起使用。艾叶可用于月经期不顺、痛经等症状，也可以缓解胎动不安的问题。虽然对女性来说，艾叶是一种很好的中药材，但并不能服用太多，否则可能会引发急性肠胃炎，严重的甚至会导致肝炎。另外，如果体质是阴虚内热的人，也不适合使用艾叶。建议由专业中医进行评估，来判断是否能够使用艾叶。

产后瘦身，把握黄金时期

1min 重点

掌握正确观念，产后瘦身其实很容易

【理想黄金期】非母乳喂养者，为产后 3 个月；母乳喂养者，为产后 6 个月。可以用孕前衣物作为参考，判断是否存在产后肥胖的问题。

【重点四部位】❶腰腹部：按摩天枢穴、水分穴、水道穴等穴位，于产后在下腹部揉子宫位置或轻轻拍打。❷大腿：大腿走肾经（主管生殖系统）和膀胱经，坐月子期间，应好好调养肾经在生产时受的耗损。❸手臂：激素分泌导致胀奶，手臂变得比较粗，等到胀奶减缓后会消瘦下来。❹臀部：由于孕期脂肪、水分堆积及孕期受宝宝重量压迫，孕妇普遍存在臀部变大的困扰。

【减肥五大原则】母乳喂养会消耗热量，所以需要饮食均衡、注重营养，也要抽空多进行运动，并适当辅以塑身产品（切勿太过依赖），同时保证睡眠充足、心情愉悦。

多数女性在孕期体重暴增，产后又忙着母乳喂养和照顾宝宝，疏于体重管理，等过了产后减肥的黄金期，才意识到自己离一柜子漂亮衣服越来越远。

其实，产后减肥不光是为了漂亮，更是为了健康。虽然长辈常说"一人吃两人补"，但孕期怎么增重才比较合理，产后又该如何瘦身呢？

孕期增重幅度以 BMI 值为准

早些年，孕妇无论体形高矮胖瘦，孕期都被建议以相同的量增重，但现在则改为以孕前的身体质量指数（BMI）为基础，综合身高、体重、单胞胎或双胞胎等客观条件来拟定孕期增重计划。

若女性孕前体形偏瘦，合理的增重幅度则比一般人更多一些，以便妈妈拥有更充足的脂肪和能量供应宝宝成长。如果原先体形较胖，整个孕程需要谨慎控制体重，若增加的体重超过建议值，除了罹患妊娠糖尿病的概率会上升，胎儿过大也使孕妇要承受相对较高的分娩风险，对妈妈和胎儿的健康大有影响。

产后立即减肥 4～5 千克

单胞胎足月新生儿的平均体重落在 3.3～3.4 千克之间，再扣除 700 毫升的羊水（约 0.7 千克）和 0.6 千克重的胎盘，孕妇产后通常可以立即减肥 4～5 千克。至于怀双胞胎的妈妈，产后可立即减肥 8～9 千克（实际减肥会因个人身体状况有所差异）。

怀双胞胎的孕妇，因为子宫的容纳空间有限，早产现象比怀单胞胎的现象更为常见。孕妇通常会在怀孕 35～37 周时产下双胞胎，胎儿出生体重多落在 2.5～3 千克之间。

基于 BMI 值的孕期增重幅度参考

怀孕前的身体质量指数（BMI）		建议增重量	12 周后每周增重量
		千克	千克／周
<19.8		12.5～18	0.5
19.8～26.0		11.5～16	0.4
26.0～29.0		7～11.5	0.3
>29.0		至多 7.0	
其他情况	双胞胎	总重 15.9～20.4	0.7
	三胞胎	总重 22.7	

※ BMI ＝体重（kg）／身高^2（m^2）

用 BMI 值与体脂率定义产后肥胖

产后肥胖常使用的定义为"产后 6 周仍超出孕前体重的 10%"。假设一位产妇孕前体重为 50 千克，若孕期体重增加到 65 千克，那在产后 6 周其体重就必须降至 55 千克以下，否则就被定义成产后肥胖。

另外，若使用 BMI 值来看，介于 18 和 23 之间，都属于正常，超出 23 则表示体重偏重。女性 30 岁前的理想体脂率应低于 24％，30 岁以上则应该低于 27％，倘若体脂率超过 30％，也可被定义为产后肥胖。

那些在怀孕前就喜欢穿着紧身衣服的女性，通常在产后能更明确地感受体形的变化，虽然一般常使用 BMI 值来衡量是否具有肥胖问题，但这仅是体重除以身高的平方所得到的数据，无法明确反映各部位的体脂分布情况。因此，建议综合 BMI 值和体脂率进行考虑，没有必要一味拘泥于数字高低。

孕前衣物可作为参考

以一个中等体形的女性来看，整个孕期应该将增重幅度控制在 10～14 千克内最为恰当。假使产后没有进行母乳喂养，在 3 个月内恢复孕前体重是最理想的状态。其实有时会出现这种情况，即便体重已恢复原来的数字，却没法穿上孕前的衣服，这表示身体质量指数值已逐渐下降，可是脂肪却没被减掉。若某些部位的体脂率偏高，即使体重恢复到孕前水平，身形仍会显得较为臃肿。另外，水肿型体质的产妇因为体内潴留的水分太多，一样没法穿上孕前的衣服。

因此，以"穿得下孕前衣服"来判断是否有产后肥胖问题，虽然看起来有点严苛，却可以以此警示体形变化，了解身体哪些部位仍有较多脂肪，再针对这些部位进行锻炼。

产后 6 个月内是瘦身黄金期

产后的体形恢复，究竟有没有最理想的黄金期呢？女性产后的 3～6 个月是瘦身的黄金时期（没有母乳喂养者，产后 3 个月内是瘦身黄金时期；母乳喂养者，以产后 6 个月为瘦身黄金期）。

宝宝在出生 6 个月后便应开始添加辅食。妈妈如果这时候还没瘦下来，就应该考虑自己是否饮食过量、缺乏运动等。产后 6 个月，妈妈的新陈代谢率会逐渐恢复至孕前水平，减肥会变得越来越困难。另外，若曾罹患妊娠糖尿病等，即使孕期可能胖了 20 多千克，一样建议产后半年内瘦回原来的样子，毕竟体重过重会提高罹患心血管疾病的概率，对健康影响非常大。

有研究指出，若女性在产后 6 个月内未能恢复孕前体重，日后仍继续存有肥胖问题的比例较高。就像中国人常说的"打铁要趁热"，新妈妈一定要抓住代谢较快的产后半年的瘦身黄金时期，尽快恢复理想的体形。其实，孕前就有肥胖问题者，患糖尿病、高血压等心血管疾病的概率更高，不妨在产后认真减肥至标准体重。

产后瘦身计划

很多人产后会出现这个问题：虽然已恢复至孕前体重，但以前的紧身牛仔裤怎么也穿不上。这是因为孕育宝宝使身体脂肪分布发生了变化，尤其是大腿、腰、腹和臀部都有脂肪增厚的趋势，而且这些部位的脂肪有不易减少的特性。

产后的减肥计划可以采用"每周减肥 0.5 千克"的建议，一方面这比较符合正常的减肥规律，另一方面哺乳期间宝宝需要营养全面的乳汁，不应采取激烈的节食瘦身方法，否则不但影响自己，更可能影响到宝宝的发育。

产后瘦身大重点

产后瘦身重点，在于将体内脂肪转变成肌肉，这样体形不但更漂亮，肌肉比例较高，吃东西也不易发胖。如果产后发现存在减肥困难（或局部减肥困难）的问题，应先到门诊寻求医生帮助，再针对饮食或运动加以调整，才能真正对症下药。中医针对局部肥胖有埋线治疗的手段，即埋入手术用的无菌羊肠线，以对局部经络加强刺激，对塑身有很不错的帮助。

腰腹部 怀孕期间妈妈的肚子被撑得圆滚滚的，产后难免出现腰腹部肥胖、肚皮松垮等问题。建议加强排除水分，减轻水肿。

从肚脐到耻骨周遭有天枢穴、水分穴、水道穴等穴位，如果害怕埋线或针灸，可以进行穴位按摩。每天躺在床上连续轻轻拍打 30 分钟（手掌弓起，呈杯状轻轻拍打，切勿重敲），经络受刺激后会加速肠道蠕动，促进腹部脂肪代谢和血液循环。

大腿 因为循环不好，大腿往往是全身最难减肥的部位。中医认为，大腿走肾经和膀胱经，而肾经主管生殖系统，生产

顺产、剖宫产
应休息多久再进行瘦身

一般来说，顺产在产后 2 周左右，会阴部伤口就会复原，休息约一个月（坐完月子）即可开始着手瘦身。至于剖宫产，因为腹部伤口需要较长的复原时间，应在经过 45～60 天的休养后，才可以开始进行瘦身运动。

产后 2 个月瘦身大作战

如果妈妈在孕期体重控制得当，产后进行母乳喂养，并注意营养均衡，再搭配适度运动（做家务也是轻度的运动），产后 1～2 个月即恢复孕前体重也并非不可能。

体脂和腰围，瘦身更具体的指标

不少女性将"体重"视为胖瘦的唯一指标，总是为了数字斤斤计较，但脂肪的重量较轻，很可能体重虽然已恢复到孕前的数字，但仍然穿不上以前的衣物，甚至瘦了不该瘦的地方。因此，瘦身除了要留意体重变化，更要加上测量体脂，才能更具体地拟订瘦身目标，从而让瘦身效果更明显。

时肾经受的耗损若在月子期间得到调养，日后就能顺利让肥胖的大腿逐渐消瘦。

手臂 手臂和胸部被相同的肌肉群和脂肪群掌控，因此胖瘦尺寸往往会成正比。女性在孕期会因为激素分泌而出现胀奶情形，手臂尺寸也会比孕前更粗一些，等到产后胀奶得到减缓，手臂也会稍稍消瘦下来。

新妈妈无须对手臂变粗感到困扰，因为产后常抱宝宝，肌肉比例会有所提高，只要运动得当即可使肌肉变得更加结实。反之，如果这段时间瘦身速度过猛，倒是可能使手臂的皮肤变松。

臀部 产后除了腰腹部胖瘦有待恢复，臀部也会由于孕期脂肪和水分堆积，以及在孕期受宝宝的重量压迫，而普遍有变形的问题。

哺乳期减肥，可行吗

有人认为母乳喂养时减肥很伤身，当然，若减肥方法停留在节食，而没有辅以适度运动促进新陈代谢，对产后必须供应乳汁的妈妈确实会造成伤害。减肥的目的是将身体调整至最好的状态，让脏腑恢复正常运作。身体健康了，人自然就漂亮了。

所以，只要不采取过于剧烈的运动、吃药、断食等偏激的减肥方法，合理的减肥并不会伤害身体健康。母乳喂养本身就是减肥的好方法，妈妈补充的营养和脂肪会通过乳汁成为宝宝成长的必需品。若宝宝一有需求，妈妈就随时哺喂，热量消耗多了，妈妈自然也就瘦得快。

产后瘦身五大重要原则

产后瘦身并不困难，只要充分掌握下列五项减肥的原则，谁都可以轻松瘦得健康又漂亮。

哺喂母乳消耗热量　为了制造充足的乳汁供宝宝饮用，妈妈的身体会不断吸收养分并消耗热量。据统计，母乳喂养每天可增加 400～1000 千卡的热量消耗。喂母乳并非意味着一定能瘦下来，因为在消耗热量的同时也更容易感到饥饿，若常喝油腻的炖补汤品或是老吃高油、高糖食物，又没摄取足够的膳食纤维，不但可能出现便秘，也会面临体重不减反增的窘境。

产后母乳喂养每天能额外消耗热量，一般来说，每制造 1 毫升母乳即可消耗 0.67 千卡的热量，若妈妈的泌乳状况较好，每天甚至能多消耗 500 千卡以上的热量。也就是说，妈妈每天能额外消耗多少热量，关键在于泌乳量。产后哺乳不但有助于身材恢复，还能促进子宫收缩。另外，有研究显示，哺乳可以降低乳腺癌和特定卵巢癌的罹患率。因此，对妈妈和宝宝而言，母乳喂养都有很好的帮助。

饮食均衡注重营养　瘦身的方法除了运动之外，饮食控制也非常重要。所谓饮食控制，并非一味限制食量，而是更重视营养均衡，并选择优质食材，补充优质蛋白质，以鱼肉或瘦肉替代传统常用来炖补的内脏和猪蹄。杜绝易发胖的消夜、零食、甜点，如果真的很饿，可以选择健康的蔬果、牛奶当点心。

中国人在产后喜欢喝炖补的汤品，但久煮易释出大量矿物质，所以要避免额外加盐，以免摄取过量的钠导致体内水潴留，使水肿问题无法得到有效改善。而且炖补汤品喝多了容易上火，若水分和膳食纤维摄取不足，很容易受到便秘的困扰。

多喝水可以促进身体代谢，但传统坐月子的观念认为产后要尽量少喝白开水。基于此，产妇如果对饮水有所顾忌，不妨煮一些黄芪红枣茶，或者多喝点鱼汤、排骨汤、木耳汤，毕竟水分是制造母乳的主要原料，适量补充水分对制造乳汁有所帮助。需要说明的是，我还是鼓励产妇多喝白开水，传统坐月子的观念是需要改变的。

以中药材来说，枸杞、黄芪、红枣、通草、甘草、泽泻、浮小麦、王不留行等都具有补气血或发奶的功效，很适合女性在产后服用。一般人认为人参是很补的药材，觉得产妇服用人参有助于恢复元气。但事实上人参具有退奶的效果，所以不建议妈妈食用。

平时多吃蔬果补充维生素 C 和 B 族维生素，会让妈妈不易感到疲倦。如果本身很怕胖，孕期到产后可以减少淀粉类的摄取，因为面包、蛋糕等淀粉类食物易导致发胖，即使偶尔食用也不宜过量。

新鲜的鱼汤含优质的蛋白质与胶质，许多尝试过的产妇都认为对伤口愈合有帮助，还有许多人认为它具有发奶效用。因此，只要妈妈本身对鱼类不过敏，不妨试试多喝鱼汤。

抽空运动有益健康 哺乳期间，妈妈需要半夜起床喂奶，安抚宝宝，通常睡眠质量得不到保证，身体也需要一些时间来复原，所以产后并不建议进行太剧烈的运动。过度运动会导致腰酸背痛，甚至会给身体造成更大伤害。建议产后从简单的抬腿、伸展操、仰卧起坐、瑜伽等比较温和的运动开始恢复锻炼。需要注意的是，仰卧起坐会使用腹肌，而剖宫产的产妇产后的伤口仍待复原，所以至少两个月后才可进行这项运动，且务必要量力而行，若有不适，应立即停止。

产后应该多多练习腹式呼吸法——吸气时肚子凸起，吐气时肚子内凹。腹式呼吸有助于兴奋副交感神经帮助放松心情，也有助于腹部恢复紧实、弹性。如果对针灸治疗不排斥，在月子期间就可以及早接受针灸治疗，这对促进代谢循环效果不错。另外，针灸和埋线之间的差异在于，埋线属于效果较佳、疗效更持久的针灸。埋线会在穴位埋入外科手术使用的无菌羊肠线，在线体完全被吸收前，一直会有效果。

凯格尔运动，又称为骨盆底肌肉收缩运动，是每位女性在产后都应该学会的重要运动，毕竟怀孕期间因体重大幅增加，身体长时间承受胎儿重量，产后难以避免出现肌肉松弛的现象，再加上顺产多少会对产道带来伤害，容易出现阴道松弛、尿失禁等问题。凯格尔运动凭自主意识控制来收缩肛门、尿道、阴道周遭的肌肉，以达到训练骨盆底肌肉群的目的，不仅能改善产后尿失禁，也对提高性生活质量有益。

塑身产品 塑身产品多半是贴身的款式，借着把多余的赘肉束起来塑造体形，但过于紧绷的塑身产品可能会抑制肠道蠕动，并导致胀气，也会影响内脏恢复的速度。因此，建议新妈妈们不要过于倚赖塑身衣，一定要辅以适当的饮食控制和运动，才能有效塑身。

毕竟不管怎样强调材质舒适透气，塑身衣长时间紧贴肌肤也难免引起湿疹或其他皮肤问题，也可能因为过度摩擦导致黑色素沉淀。

过紧的塑身衣还可能勒住胃部，虽然有人认为这样正好可以抑制食欲，但也有造成胃酸逆流的隐患。剖宫产后使用的束腹带，其目的在于借局部压力和张力减轻伤口疼痛，防止子宫及其他脏器的下垂，适合在产后1～3个月内使用。

睡眠充足才能心情愉悦 产后瘦身和健康息息相关，千万别有"接下来还打算生二宝，先不减肥好了"的想法。体重过重易导致激素分泌异常，甚至影响正常排卵，怀孕后罹患妊娠疾病和难产的风险也比普通人高。因此"生二宝"绝不能作为产后不减肥的借口。

倘若睡眠状况不佳，会进一步让身体感觉疲惫，也会影响激素的正常分泌，心情自然愉悦不起来。有研究表明，长期睡眠不足会促进食欲，导致体重上升。反之，若平时睡眠充足，保持心情愉悦，整个身体循环会变得更好；乳汁也会分泌旺盛，对减肥非常有帮助。若夜间有失眠的困扰，不妨在睡前喝一杯温热的牛奶，牛奶中的色氨酸有助于放松心情，促进睡眠。

无论是因为什么导致睡眠质量不佳，疲惫和产后腰酸背痛都更容易影响第二天的心情。从中医的角度来看，夜间是肝肾休息的最佳时间，若此时肝肾经络未得到适当休息，第二天又开始母乳喂养，时间一久将造成肾虚现象，影响身体排出水分的功能。

人每天需要 6～8 小时的睡眠，无论男生或女生，每天皆应在夜间十一点前入睡。因为夜间十一点至凌晨一点正是胆经运行的时间，接下来从凌晨一点至三点则是肝经运行的时间。在这两个时段让身体好好休息，对肝胆进行修复和排毒有帮助。

遇上减肥停滞期怎么办

倘若遇上了减肥停滞期，千万不要灰心，反而应该认真检查使用的减肥方法是否有问题，再针对问题进行调整。若只是单纯节食减肥，大约 3 个月就会出现停滞期，因为人体需要一定的基础代谢率来维持呼吸、心跳等。只是一味控制饮食，如果吃下肚的热量低于基础代谢的极限，新陈代谢就会变慢，自然也就会出现减肥停滞期。

如果采用中医"调体质"的方式减肥，服用的药物以养肝、保肾、排水、利胆为主，而且生活作息、睡眠品质、情绪压力等也调整得当，生理机能得以恢复良好运转，这样才会有不错的瘦身效果。

当然，如果产后减肥的进度停滞不前，可以向营养师和专业医生请教，找出体重无法下降的原因，再对症突破。

减肥后反弹怎么办

减肥后反弹的情况并不少见，又以靠节食减肥最常见。可以说，节食后的体重反弹，甚至往往还会伴随"溜溜球效应"——体重从 55 千克减到 50 千克，体脂率从 25％减到 23％，但如果之后体重反弹回 55 千克，体脂率却可能一下从 23％攀升到 30％。换言之，一开始可能因为减去一半脂肪，一半肌肉所以体重下降，但反弹后增加的都是脂肪。因此，通常从个人的身体脂肪状况即可得知平时的饮食习惯。

在中国，逢年过节总免不了面对来自四面八方的美食的诱惑，不少女性在这时对体重"锱铢必较"。与其总是担心自己的体重反弹、追求短期的数字变化，倒不如建立正确的减肥观念，以持续一辈子的方法健康减肥。其实家中除了体重秤外，也应该拥有体脂计，因为体重虽然不一定减轻，但体脂率下降就足以给体形带来改善。

产后瘦得太快正常吗

正值生育年龄的女性，若体重增长过多或突然减肥太快，都会因此打乱雌激素的正常分泌，以致连带影响月经周期，甚至导致忧郁症的发生。瘦得太快也可能是甲状腺素分泌异常导致的，体重突然大幅增减都可能是疾病的表现，绝对不容轻易忽视。

因减肥困难前来求助者中，以压力型肥胖者最为常见。这类人往往在家庭生活和工作中承受着巨大压力，不是真的饥饿却因为压力作祟无法克制食欲，其体重便会随之节节攀升。若在产后遇上了任何育儿困难，都不应独自承受压力，不妨和有育儿经验的亲友交流，也可以向心理师或其他专业人士寻求帮助，替压力找出释放的出口。

许多人以不正确的方法减肥导致成效不佳，这时候可能会考虑进一步通过药物来加速减肥。但是，在产后，尤其在哺乳期，绝对不可使用药物减肥，以免药物被身体吸收，再通过乳汁影响宝宝健康。即便真的需要靠药物减肥，务必在医生的指导下使用合格的药物。

妥善管理体重对身体健康非常重要，有时孕妇为了让胎儿摄取营养，身上也会多出好几千克体重，建议最好在产后半年内及早恢复孕前体重，绝不可偷懒。恢复体形不只对健康有好处，也同时有助于恢复自信。

为了维持健康，减肥是需要持续一辈子的事，拥有正确的减肥观念与方法非常重要。宁可持之以恒维持体形，也不要反复发胖再不断减肥。祝福每一位新妈妈，都可以用最健康的方式轻松瘦。

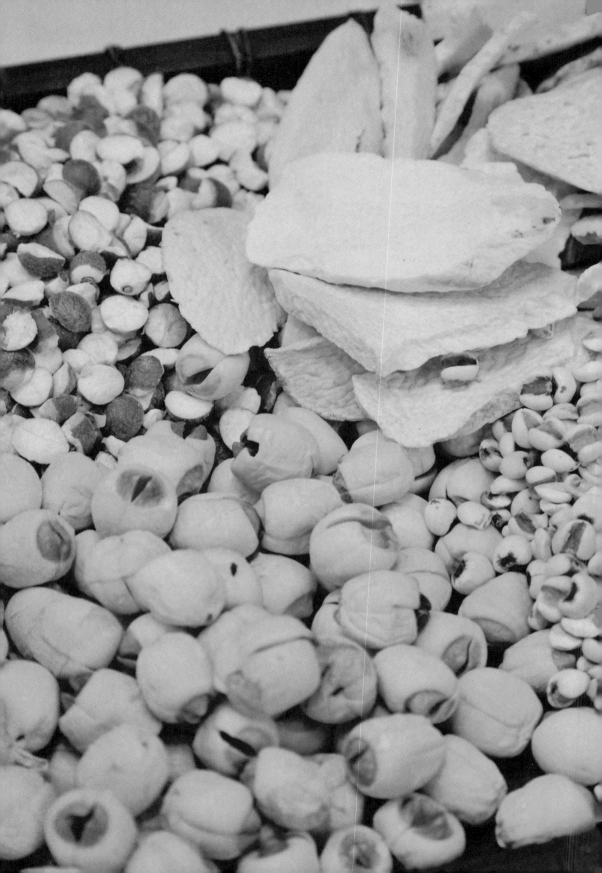

第五章

中西医合用

现代人的病情比古人更为复杂。现在，曾使用各种西药的我们，回归中医养生或食补时，是否有各种宜忌？在看中医前，是否应该停止西医用药和治疗？中医治本，西医治标，中西医合用治疗是否能达到更好的疗效，并提升生活品质？

中医如何看病

大家很熟悉中医诊所，但是对中医的门道却不一定了解。这里为大家说明最简单的两件事情：中医把脉和中药。

中医把脉

把脉分左右手吗

确实是有分别的。之所以会把不同的手，是因为左右手各自代表不同的脉象，也代表不同的意义。简单来说，要了解一个观念——右手把"气"，左手把"血"。

在把脉的时候，是为了了解人体脏腑的气血状态，以及血液流动状况。从中医的角度来说，左手属阴，而血为阴，所以医生如果叫病患伸出左手，是为了查看病患的"血"。右手属阳，气为阳，所以医生若是叫病患伸出右手，是为了要查看病患的"气"。

中医在把脉的时候，有三个主要的位置，分别是"寸脉""关脉""尺脉"。从中医的角度来说，右手的寸脉代表的

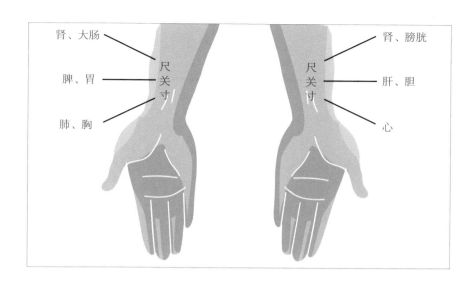

肾、大肠

脾、胃

肺、胸

尺
关
寸

尺
关
寸

肾、膀胱

肝、胆

心

是肺、胸，关脉代表的是脾、胃，而尺脉代表的则是肾、大肠。
左手的寸脉代表的则是心，关脉代表的是肝、胆，尺脉代表的
则是肾、膀胱。需要说明的是，虽然两手的尺脉代表的部位都
是肾，但是左手跟右手所代表的意义也不相同。所以即使是相
同的器官，通过不同的手诊脉，也会得到不同的结果。因此，
中医会分别通过左右手的脉诊，判断身体不同脏象的情况，再
给出正确结论。

为什么把脉时要在手下放一个小垫子

有人这样形容中医："三根手指头、一个小枕头。"这里的
三根手指头，指的就是中医里面的脉诊；一个小枕头，就是把

脉时，手腕底下一定会垫的小垫子。

　　这个垫子的作用并不只是为了让病患更舒适，它还是把脉的重要用品。中医把脉的时候，主要是借由触摸手腕处的桡动脉，判断病患的身体状况。加个小垫子，就是为了让桡动脉比较明显，其实并不是每个人都必须这样，只是会在脉络比较虚的人的手腕下垫一个小垫子，这样比较容易把到脉象。就像去抽血的时候，护士会在手肘下面垫个抽血垫，也是为了要让血管比较容易被找到。

中药安全

服用水煎药比科学浓缩药粉更有效吗

　　在古时候的中医理论中，水煎药确实被认为比药粉更有效，但是这个观念现在已经被颠覆了。据研究调查，水煎药被人体吸收的效率并不比药粉高，所以这两种药的效果其实是一样好的。需要注意，这个论点有一个很大的前提，就是病患必须要服从医生指示，按照正确的方法和剂量服药，如果在错误的时间服用，或是吃药的同时又吃了其他不应该吃的东西，或是服用的剂量不够，药粉的效果恐怕就真的不如水煎药了。

如何挑选中药材

　　最重要的就是，要了解药材的产地与新鲜度。现在的中药，有很多都不知道来自哪里，也不知道生长环境如何，当然会影响中药材的等级及新鲜程度。还有，就是要评估重金属残留的问题。其实不论是中药或西药，重金属残留都是不可避免的，因为原药材中的重金属，是肉眼难以察觉的。但是大厂商的中药在制作的过程中会先除去重金属等不应该有的成分，安全性确实比生药材高出许多。

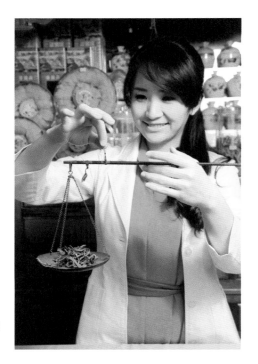

▶ 如果要自己抓药回家熬煮，一定
　要选择到正规的药店购买。

现在的生药材并不安全，很多市场、大街上都有卖生药材的摊贩，但那些药材直接暴晒在太阳下，上面有很多细菌、灰尘。此外，很多不正规的诊所都有很多奇怪的偏方，但这些偏方都没有经过认证，安全性有待考查，最好多加小心。

如果不是直接从诊所买药，而是自己抓药回家熬煮，一定要选择到正规的药店购买。

认识贵重中药材

这里要介绍中医常用的贵重中药材，告诉读者如何挑选中药材，以及如何区分中药材的等级。例如，最常见的人参，种类就很多。

药材之王：人参

号称药材之王的人参，根据加工方法或产地可分为不同的品种。不同品种的人参具有不同的功效，我们对此应有所了解。

红参　根据不同的加工法，人参可以分为红参、白参等。将没有剥皮处理过的新鲜人参蒸熟、干燥之后制成的就是红参。红参具有补血益气、抗衰老、增强免疫力的作用，还可以用来调理胸闷、心绞痛、多汗、畏寒、早衰、内分泌失调等疾病。

白参　跟红参不同的是，白参是以4～6年的新鲜人参为原料，不经蒸熟，直接晒干而制成。白参具有补气益脾、清热的功效，通常被用于治疗气虚体弱、厌食症、倦怠等。

西洋参　按照产地来分，西洋参可分为花旗参和加拿大参，具有清热生津、补气养阴的功效。因为能够帮助镇静，缓解疲劳，所以适用于缓解紧张、烦躁、失眠等症状。西洋参因为受到产地气候的影响而有所不同，其中，花旗参的有效成分较多，提神效果也比较好。

参须 参须是指人参的细根，依品种可分为红参须、白参须、西洋参须等。参须具有益气生津、止渴的功效，通常被用于治疗咳嗽、胃虚、口渴、恶心等症。坊间常见的人参鸡汤通常就是使用参须，因为其属性偏凉，所以女性在月经期时不适合服用。如果是体质较虚弱的人，建议听从专业中医的指导服用。

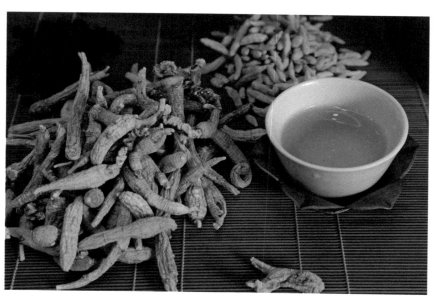

▲ 西洋参可清热生津、补气养阴，其中又以花旗参的有效成分较多，提神效果较好。

燕窝

　　燕窝自古即为中国的四大补品之一。燕窝是由燕子分泌出来的唾液，再混合羽毛、草枝等物质所筑成的巢穴。燕窝以金丝燕的唾液的蛋白质纯度和营养价值为最高。据说长期服用燕窝，可以改善体质、开胃润肺、滋阴降火，更可调理虚劳咳嗽等症状。

　　燕窝就营养成分而言和银耳没什么两样。但从中医的角度来看，燕窝的有效成分的确是比银耳多。

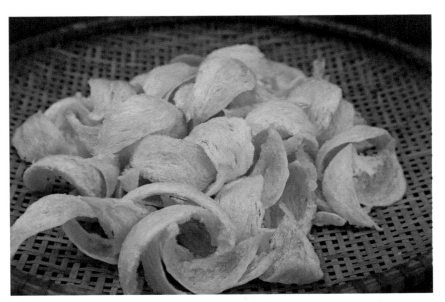

▲ 为中国四大补品之一的燕窝，长期服用有助于改善体质、开胃润肺、滋阴降火，更可调理虚劳咳嗽等症状。

阿胶

《神农本草经》《药性辞典》《本草纲目》中皆记载，阿胶主治出血、血虚眩晕等症。长期服用阿胶有助于补血益气。因此，阿胶也是女性的养颜圣品。

阿胶带极淡的甘香，但质地黏腻，脾胃较虚弱的人尤其容易出现消化不了的问题。现代人普遍体内湿气较重，若再食用阿胶其实很容易上火。另外，尽管阿胶能补血，但不建议女性在月经期服食，以避免导致经量过多，过度失血。

阿胶还可以帮助安胎、安神。中药里面有一种芎归胶艾汤，

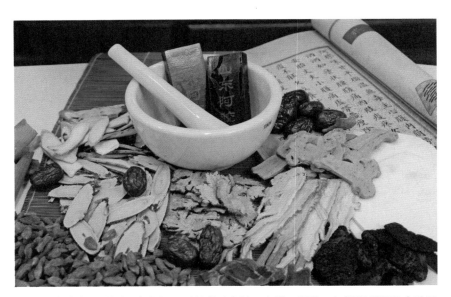

▲ 阿胶有丰富的胶原蛋白和钙，可以帮助安胎、安神。据称，长期服用阿胶有助于补血益气。

其中就有阿胶，服用此汤，可将阿胶安胎的功效与其他药材的药性叠加起来，效果更佳。单一来吃阿胶也有效，只是功效没那么强。另外，高血糖、高血压和高脂血症患者不宜多食阿胶。

冬虫夏草

冬虫夏草，也称虫草，与人参、鹿茸齐名，合称中医三大传统补药，价格昂贵。

新编《中药大辞典》中关于冬虫夏草，有下列之记载："性味甘、温，入肺、肾二经，能补虚损，益精气，止咳化痰，治

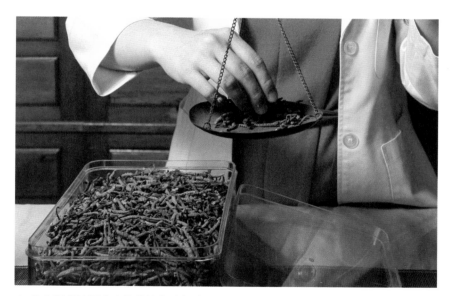

▲ 冬虫夏草能调节生物体的免疫机能，抑制癌细胞繁殖，并活化人体的自然杀伤细胞，减少癌症病变的发生率。

痰饮喘嗽、虚喘、痨嗽、咯血、自汗盗汗、阳痿遗精、腰膝酸痛、病后久虚不复。"

近代研究显示，冬虫夏草能调节生物体的免疫机能，有效抑制癌细胞繁殖，活化人体的自然杀伤细胞，减少癌症病变的发生率。有研究认为，冬虫夏草含有类雄性激素成分，并且有抗雌激素类作用，因此有调节性功能紊乱的作用。

如何改善免疫力下降

免疫力低会导致什么后果

免疫力是人体的防御机制，就好像身体的盾牌，一旦遭到破坏，就会让病毒和细菌侵入人体，人就容易感冒、生病。本来只是轻微的小病症，因为免疫力低也可能出现病情加重的情况。

从中医的观点来看，免疫力的高低，可以反映出人体的五脏六腑健康与否。免疫力就好像人体的"正气"，只要正气足，就能抵挡百病侵身。反之，缺乏正气，身体就容易受到疾病干扰。现代人的生活方式已经发生了改变，很多人都缺乏运动、爱吃垃圾食物、常熬夜，这些都是导致免疫力下降的行为，应尽量避免。

怎么知道免疫力是高或低

如何知道自己的免疫力是高或低呢？其实很简单，自己的身体状况只有自己最清楚，不过有些不适症状也许不明显，需要细心才能注意到。如果出现了下列症状，就表示免疫力正在下降，身体在向你发出抗议。

□ 身体变得虚弱，经常感到疲劳。

□ 只要有一点点压力，肠胃就出问题。

□ 以前明明身强体壮，现在动不动就感冒。

□ 常常脸色变得苍白，皮肤变得干燥。

□ 变得常掉头发，指甲也容易断裂。

如果身体出现这些症状，最好多加注意。这些只是轻微的症状，如果有更严重的异常现象，要立即就医。

睡眠有助于提升免疫力

俗谚说："药补不如食补，食补不如觉补。"这个观念是正确的，但并不是说睡得越多，身体就越健康，而是说睡眠习惯及睡眠质量越好，就表示身体越健康。反之，睡眠质量差或睡眠不足，就容易导致人体免疫力下降，进而让病毒跟细菌有机可乘。很多人为了健康，通常只注意到运动和饮食，却忽略了睡眠对健康也有非常重要的影响。

简单来说，睡眠可以帮助消除疲劳，让疲乏的身体得以休息。若是不能好好睡觉，人自然就没办法卸下身上的重担，免疫力也就随之降低。由此来看，说失眠及压力是免疫力最大的敌人一点也不为过。

想要改善失眠问题，首先要找出导致失眠的原因。以中医的观点来看，失眠可以分成以下四种类型：肝郁化火、气血虚弱、阴虚火旺、胃气失和。建议有失眠问题的人找个专业的中医，评估自己是哪种类型的失眠，再进行适当的治疗。

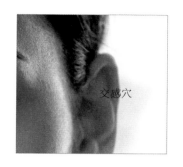
交感穴

针灸疗法对失眠症也有相当好的疗效，针灸神门穴、内关穴、交感穴等，能够帮助改善睡眠质量。改善失眠，最好不要依赖安眠药。除此之外，最重要的是要改掉生活中的不良习惯，不要太晚睡，不要抽烟、喝酒，不要摄取太多咖啡因，饮食要清淡一点，也不要给自己太大压力。

鱼油能提升免疫力吗

曾经有报道称，多吃鱼油可以提升人体的免疫力。服用鱼油确实可以预防心血管疾病，但平常直接食用鲜鱼，效果更好。如果不能每天吃鱼，那么可以选择合格的鱼油。

鱼油是经常被使用的营养补充品，用于辅助治疗各种自身免疫性疾病，例如多发性硬化症、风湿性关节炎、过敏症等。虽然鱼油有助于提升免疫力，但服用过量绝对不是好事。有医生认为，鱼油若是摄取过量，反而会让免疫力下降，或使体内累积过多鱼体毒素。部分临床案例指出，哮喘患者若是摄取过多鱼油，反而会加重病情。所以千万不要吃太多鱼油。另外，有些人并不适合摄取鱼油，如心脏病和糖尿病患者，因此食用前最好先咨询专业医生。

牛樟芝能提升免疫力吗

服用牛樟芝能够提升肝脏功能，消除身体疲劳。牛樟芝具有清热解毒、抗氧化及抗发炎的功效，它是不是能够提升免疫力呢？

适量服用牛樟芝或许可以提升免疫力，但过量就不好了。如果长期服用牛樟芝，会使体内的自由基大量减少。事实上，目前医学界对牛樟芝保肝、抗氧化、抗发炎、抗过敏、降血压、降血脂、降血糖的作用机制并不明确。

从中医的观点来看，牛樟芝属性偏寒，如果服用过量，会导致体质变虚弱，可能出现手脚冰冷、月经期不顺的问题。另外，还曾经出现过一些在服用牛樟芝后出现胃痛、胀气、痉挛等情况的病例。所以，在服用牛樟芝之前，最好先咨询专业中医。

砚精能提升免疫力吗

砚精本来就是一种营养食物，可以促进新陈代谢、血液循环，也能够帮助提神，改善体质，所以当然可以提升免疫力。如果砚精中添加灵芝、冬虫夏草、熟地黄、红枣、枸杞、人参、当归、白芍等药材，增强身体免疫力的功效更佳。但是砚精属于高热量的食品，所以即使对身体有益，也切忌过量。体质过于燥热及两岁以下的幼儿也不宜饮用砚精。

提升免疫力常用的中药

从中医的角度来看，免疫力下降属虚证，常以补益类药材进行调补。人参、冬虫夏草、当归、党参、白术、灵芝、茯苓、甘草、柴胡、麦冬、生地黄、大黄等药材，能够提高细胞活性，增强身体的免疫力，所以经常被中医用来提升免疫力。枸杞、何首乌、桑葚、鹿茸等药材，能够补血，增强抵抗疾病的能力，也非常常用。还有一些中药复方，如四物汤、麻杏石甘汤、补中益气汤等，也能够调节免疫力。

补充复合维生素还是补充单一维生素

维生素能够保护细胞，增加白细胞的活性，并帮助提升免疫力，但是补充维生素也不能过量。如果针对缺少的部分，一一补充单剂维生素，恐有单剂维生素过量甚至中毒的危险，反而会对身体造成极大的负担。如果想要针对缺少的部分做补充，建议直接从食物摄取为好。葡萄、番茄、柑橘、草莓、胡萝卜、菠菜、菜花等，都是很好的补充维生素的食物。

全家人都适合的补汤：四神汤和四君子汤

四神汤中的药材包括芡实、莲子、山药和茯苓，当中并没有薏米。但市面上的四神汤，为了降低中药味，通常会加入薏米。因此严格说来，市面上的四神汤，应该称为五神汤。

四神汤里的药材

芡实　芡实又名"鸡头子"，具有补脾肾、益精祛湿等功效。因为芡实有相当好的健脾功效，所以很适合入秋时进补。刚从炎热的夏天转入微凉的初秋时，脾胃功能比较脆弱，这时候来一碗芡实粥，不仅能够健脾益胃，还能够补充营养。等到肠胃状况调整良好之后，再吃比较滋养的补品，会有更好的效果。除此之外，芡实也经常用于治疗尿频、白带异常、梦遗、腰酸背痛等症。但因为芡实有很强的收涩作用，所以不适合产后女性及便秘者食用。

莲子　莲子也是一种富含营养的食材，具有益脾胃、清血安神、散瘀等功效，经常用于调理失眠、心悸、遗精、月经过

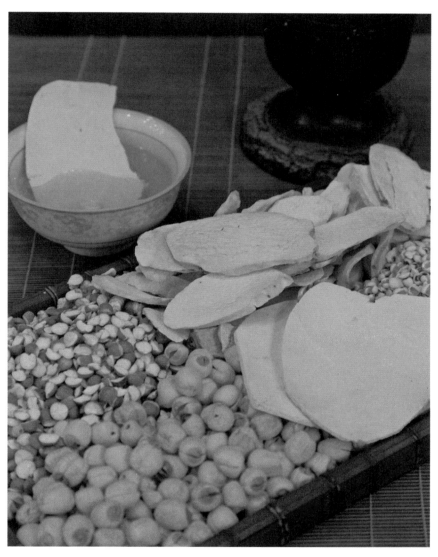

▲ 四神汤中的药材包括芡实、莲子、山药和茯苓，但为了降低中药味，市面上的四神汤通常都会加入薏米。

多、白带异常、脾胃虚弱等症。但如果本身有消化不良的问题，则不适合食用莲子。

山药 又名淮山，其性平、味甘，无毒，具有健脾胃、补肺肾的功效，经常用于调理疲劳、咳嗽、痰多、遗精、白带异常、尿频等症。山药含有丰富的膳食纤维，食用可带来饱足感，却又不会给身体带来负担，也是一种高营养低热量的食材。

茯苓 茯苓性温、味甘，具有利水渗湿、健脾安神的功效，经常用于调理惊悸、心中结痛、口干舌燥、心情烦躁、遗精、水肿等症。另外，因为茯苓具有良好的养气安神作用，所以也常被用于安胎。

四君子汤

四君子汤是健脾益气的基础方剂，所需要的中药材有人参、甘草、白术、茯苓。有很多补气药方，如十全大补汤、八珍汤、参苓白术散等，都是由四君子汤延伸而来的。

服用四君子汤可以调节人体免疫力，增强消化吸收功能。从中医的角度来看，四君子汤很适合气虚体弱的人服用。如果经常有脸色发白、缺乏食欲、倦怠无力、舌苔偏白等问题，不妨试试四君子汤。现在四君子汤经常用于调理胃下垂、十二指肠溃疡、慢性肠胃炎、糖尿病、夜尿、遗尿等症。如果是有外感的病患，或是身体没有虚弱症状的人，则不适合服用四君子汤。因此，建议在服用之前先咨询专业的中医。

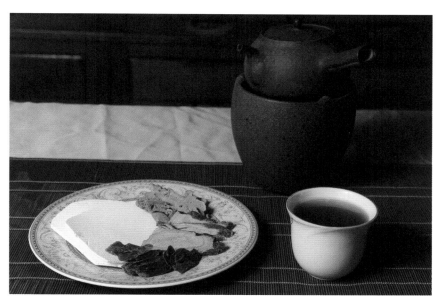

▲ 四君子汤是健脾益气的基础方剂，可以调节人体免疫力，增强消化及吸收功能，所含的药材有人参、甘草、白术、茯苓。

　　四君子汤中的中药材有人参、甘草、白术、茯苓，如果再加入陈皮和半夏，就会变成六君子汤。六君子汤的主要功效为健脾养气、利湿化痰。六君子汤和四君子汤都有健脾益气的功效，服用四君子汤可以调节人体的免疫力，服用六君子汤则可以改善消化系统、免疫系统，以及呼吸系统不适。

　　陈皮　从中医的角度来看，陈皮味苦、辛，性温，归脾、肺经，具有健脾理气、利湿化痰等功效，经常用于调理腹部绞痛、恶心想吐、腹泻等症。在平胃散、异功散、二陈汤等方剂中，都可以看到陈皮的影子。

　　半夏　从中医的角度来看，半夏味辛，性温，归脾、胃、肺经，具有利湿化痰、消痞散结等功效，经常被用于治疗恶心、呕吐、心绞痛等症。二陈汤、化痰通窍汤等方剂中，都可以看到半夏的影子。半夏也具有消肿止痛的功效。但是，因为半夏具有毒性，所以要遵医嘱使用。

甘草 炙甘草跟生甘草其实都来自同一种中药材，只是制作方法不一样。炙甘草是经过炮制后才入药，生甘草则是晒干后即入药。生甘草具有健脾益气、清热解毒、止咳祛痰、止痛等功效，经常用于调理脾胃虚弱、疲累、心悸、咳嗽、四肢疼痛等症，也常被用来缓解药物的毒性。炙甘草因为是生甘草经过加工后的成品，所以同样具有健脾益胃、养气滋阴等功效，同样可用于调理脾胃虚弱、疲累、心悸等症。跟生甘草相同的是，炙甘草也可用来缓解药物的毒性，但是有一点不同的地方是，生甘草多用于治疗感冒症状，而炙甘草则多用于改善气血不足。

白术 味苦、甘，性温，归脾、胃经，具有健脾益气、利水去湿等功效，不仅可以帮助止汗，还是一种很好的安胎药材。白术经常搭配人参、茯苓、干姜服用，以达到益气健脾、温中补胃的目的。白术还有利水的功效，经常会搭配茯苓及桂枝，制成苓桂术甘汤来改善水肿问题。白术还有止汗的作用，经常会搭配黄芪、浮小麦一起服用。

在现代医学的应用上，白术也经常用来缓解十二指肠溃疡、胃炎、肺气肿、慢性支气管炎、腹泻、肠炎、胃下垂等病症。

肠胃疾病与内脏保养

身体的健康与否与肝胆肠胃系统是否健康息息相关。由于肠胃是人体补充营养的消化管道，也是体内免疫能力形成的重要部位，如果因为内在因素或外界因素影响，导致消化系统功能紊乱，进一步引起脏腑阴阳失调，身体就容易出问题。如果拥有强健的肠胃机能，便能提升身体的免疫力，自然也就能减少疾病的发生。中医学非常注重养生保健，认为所有的养生方法皆须与生活作息配合。只有这样，才能从根本上改善体质。

中医非常推崇"上工治未病，不治已病。"《素问·四气调神大论》记载："夫病已成而后药之，乱已成而后治之，譬犹渴而穿井，斗而铸锥，不亦晚乎！"所以中医保健养生的优势是，有病治病，无病强身。当然，养生的观念及方法要因人而异，才能达到治未病的效果。

消化问题如何调理

从中医的角度来看，体质偏寒或偏热，就比较容易出现十二指肠溃疡。体质偏寒的人，胃口比一般人差，吃一点点就饱，而且不容易消化吸收，一旦吃撑，就肚子痛。这些问题不停地刺激肠胃，就会引发十二指肠溃疡，因此建议这类患者要温补。另外，吃饭的速度不要太快。体质偏热的人，因为身体分泌胃酸较多，所以容易感到饥饿，还容易出现胃酸逆流。建议这类患者多吃一些帮助消化的中药材，例如山楂、陈皮等。

除了体质问题，精神状况不佳也是十二指肠溃疡发病的重要原因。现代人压力大，如果不抒发情绪，一旦压力累积，就会对身体造成伤害。举例说明，因为心情不佳而没有食欲，或因为压力太大去大吃大喝，都容易影响到消化功能。所以建议大家尽可能学会维持情绪的稳定，让心情保持愉快。

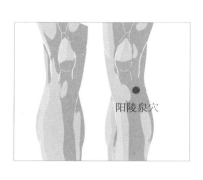

阳陵泉穴

另外，按压一些穴位可以帮助缓解消化功能紊乱，例如可以按压有助于止痛消胀、增进食欲的中脘穴和被称为肚腹救星的足三里穴，也可以按压经常被用来缓解胃痛的内关穴、阳陵泉穴等。

肝胆会有什么健康问题

胆结石真的不容忽视，如果没有及时治疗，可能会引发其他相关的疾病。有一个成语叫"肝胆相照"，肝和胆这两个器官总是被放在一起，当然是因为它们是相通的。如果胆有问题，最好连肝也要一起检查。

中医经常提到"肝胆郁结"这个词。这种类型的患者，通常都有情绪管理方面的问题。中医学认为，之所以会有肝胆郁结，是因为经络不畅，如果置之不管，久而久之会影响内分泌。一旦内分泌失调，整个身体的功能都会出现紊乱。对于这类患者，中医一般会以疏肝理气的方法进行调理。

另外，有胆结石或是其他相关疾病的人，通常也会有代谢方面的问题，例如高脂血症等。如果还喜欢吃高热量的油炸食物，罹患胆囊癌的概率也比一般人高。所以有这方面问题的人，建议立刻就医。

胆结石为什么容易被忽略　胆结石之所以容易被忽略，是因为症状很轻微，尤其在早期几乎没有明显症状，通常只是出现肩膀酸痛。大多数人在这时候都不以为意，认为筋骨酸痛是常见的事，所以胆结石在一开始总会因人们的疏忽而不易被发现。有些人的胆结石症状较为明显，表现为腹痛、恶心。这些症状跟胃病或肝炎的症状很像，有时吃了胃药就能缓解，所以可能会因此延误病情。建议大家只要身体出现不适，最好多加小心。就算症状很轻微，只要持续了很长一段时间，也应立即就医，以免耽误治疗。

什么食材有利肝胆健康　根据研究显示，甘油三酯过高的人容易罹患胆结石，所以这类人饮食方面最好清淡一点，千万不要节食，节食容易加速胆结石恶化。若要规律饮食，只需把握一个简单的原则：低盐、少油、定时定量、高膳食纤维。这样就能杜绝高脂血症，也就能够降低罹患胆结石的概率。

预防胆结石的茶饮

❶ 甘麦大枣汤：主料为浮小麦、甘草、红枣。

❷ 茵陈玉米须汤：主料为玉米须、蒲公英、茵陈。

要特别提醒大家的是，千万别相信坊间流传的"化石饮料"，那不仅没有效，反而会引发胆囊炎。

酗酒者好发胰腺炎

胰腺炎最常见的症状是上腹部疼痛。这种疼痛非常强烈，而且是持续性的，经常伴有恶心、呕吐等。千万不能忽视这些症状，有人可能痛一两天后就突然有所缓解，也就不再在意了，但事实上，疼痛感消失不代表痊愈，曾经就有病患因为延误了治疗而导致多发性器官衰竭。这样的问题可能会导致死亡。

胰腺炎并没有明确的病因。据临床研究显示，酗酒、胆结石、甘油三酯过高、肺结核、自身免疫性疾病等患者，罹患胰腺炎的概率会比一般人高。不管有没有上述问题，如果腹部感到强烈的疼痛，而且是持续性疼痛，应立即就医。

接下来要介绍有助于预防胰腺炎的饮食方法。建议平时多选择瘦肉吃，其中鸡肉跟鱼肉对身体比较好。同时可以多吃芝麻和坚果类食物。要尽量避免食用容易胀气的食物。

另外，以中医的观点看，服用龙胆草、柴胡茶，能够预防胰腺炎。

按摩调百病

按摩本为中医学的医疗方法之一，今日却演变成让人争相体验的休闲活动。按摩究竟有什么神奇效果，能让人一按就上瘾？

越来越多的人喜欢在疲劳的时候去按摩，不论是工作太累，出去玩太消耗体力，还是哪里感到疼痛，都会到按摩师那儿报到。

其实很久之前，按摩在中医学中就被运用于治疗疾病。跟口服药或手术不一样，按摩是根据中医理论中的气、血、经络、脏腑等概念进行辨证论治。虽然按摩是作用于身体的某些部位，但其实质是通过经络渗到体内，以达到缓解病痛的功效。

现代人或许不了解按摩的神奇效果，其实按摩能够起到舒缓的作用。人体有很多穴位，而每个穴位都有不同的作用。依每个人的状况不同，专业的按摩师会按摩不同的穴位。

现在非常流行按摩脚底，小小的一个脚底，其实有非常多的穴位，而且人体的各个器官及脏腑在脚底都有反射区。按摩脚底，刺激脚底反射区，有助于调理相对应的身体各部位。

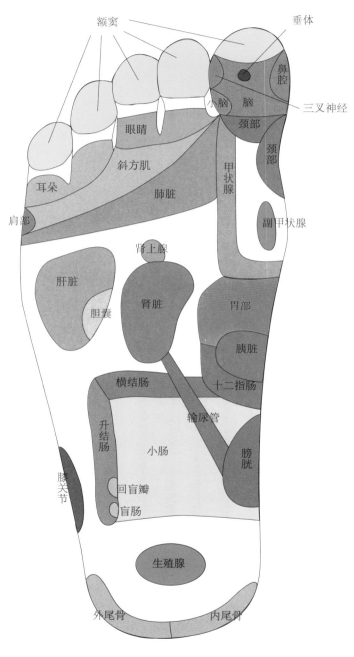

额窦　　　　　　　　　垂体

鼻腔

小脑　脑　　　三叉神经

颈部

眼睛　　　　　　　颈部

斜方肌

甲状腺

耳朵　　　　肺脏

副甲状腺

肩部

肾上腺

肝脏

胃部

肾脏

胆囊

胰脏

横结肠　　　　　十二指肠

升结肠　　　输尿管

小肠　　　膀胱

膝关节

回盲瓣

盲肠

生殖腺

外尾骨　　　　　内尾骨

脚底反射区

对于按摩，中西医观点不同

以中医的观点来看，按摩是治疗疾病的方法。据记载，早在东汉末年，名医华佗便运用按摩治疗了许多疾病。中医认为，通过按摩可以达到预防和治疗疾病的目的。按摩还有保健身体、延长寿命的作用。按摩师通过按摩穴位产生热气，使之渗透到体内的经络，就可以达到活血化瘀、平衡气血、消肿止痛、温经祛寒、祛风除湿等目的。以中医的观点来看，只要手法正确，按摩绝对是有助于全身气血通畅的。

而以西医的观点来看，按摩之所以会有缓解病痛的功效，是因为按摩作用于体表，可以刺激体内的组织——毛囊、血管、神经等。按摩具有调节神经的作用，进而能够让身体恢复正常，以达到改善体况、缓解病痛的功效。

按摩分为哪些等级

坊间的按摩依功能不同，分为以下三种不同的类型。并不是每一种按摩都有医疗功效，所以在选择按摩方式时应多加参考。

休闲按摩　休闲按摩并没有治疗疾病的功效，只是可以让人放松心情、舒缓压力。婴儿抚触、足底反射按摩、夫妻按摩、美容按摩等，都属于这一类型。

理疗按摩　理疗按摩是指按摩师运用手法技巧或工具，让患者缓解疼痛，达到保健身体的功效。运动按摩、瑞典式按摩、泰式按摩、穴位按摩等，都属于这一类型。

医疗按摩 医疗按摩是针对有特定疾病的患者选择的特定按摩方式。这种按摩手法具有治疗的功效。中医伤科治疗的推拿或是西医物理治疗的淋巴按摩等，都属于这一类型。简单来说，只要是需要配合医生诊治，具有治疗功效的按摩，都属于医疗按摩。

人体哪些部位是按摩的禁区

常见这样的媒体报道，有人去坊间做精油按摩，因为按摩师按摩后颈时施力过猛，反而导致接受按摩的人脑卒中，甚至半身不遂。如果是神经跟血管比较密集的地方，按摩时最好不要过度施力。不是不能按，只是不能乱按，后颈部、手肘内外侧、膝盖外侧、腰椎、脚掌等部位，按摩时都要格外小心。

按摩后颈部更是要特别注意，此处有许多重要神经和血管，若按摩不当，可能伤及大脑，造成神经受损。当然，按摩其他部位若是不小心，也可能导致骨折，甚至使人无法走路。

哪些人需要医疗级按摩

虽说按摩的好处多多，但如果碰到不合格的按摩师，也可能有致命的危险。据调查显示，有非常多因为不当按摩导致伤害的案例。如果不想成为受害者，一定要找个正规的机构进行按摩。

虽然按摩有助于缓解身体不适，但并不是所有人都适合按摩。如果患有脊髓型颈椎病，就不建议进行按摩。如果按摩不当，导致脊髓受到压迫，可能就会造成更严重的伤害。曾经听说过有人因为踩背不当导致瘫痪，所以希望大家多加小心。若是有骨质疏松症的老年人，也不建议进行按摩，因为按摩可能导致他们骨折。

除了有上述问题的人，如果是凝血功能不佳或是正在服用抗凝血药物的患者，也可能会因为按摩不当导致微血管破裂。若是有内脏、脑或其他部位出血的情况，也不要进行按摩。

心脏功能较弱，有心脏病、心绞痛等症状的人，若按摩不当，也可能因为刺激导致心肌梗死。

理筋手法如何进行治疗

理筋手法最大的优点是内外通治、见效快。通过理筋手法，可以让经脉循环系统恢复正常。不管是外科或是内科疾病，都能通过理筋手法明显改善病情。

理筋手法之所以有效，是因为它能通过物理性调理，直接作用于肌肉组织，让气血变得顺畅，肌肉组织受到的压迫便能获得缓解。如此一来，有助于身体的机能恢复正常。

根据临床显示，很多接受理筋手法的患者，都能改善睡眠

质量，舒缓压力，也能够促进代谢，增进食欲。通过理筋手法，
还能够治疗一些疾病，例如腹泻、过敏、气喘、胃炎、十二指
肠溃疡和神经方面的疾病等。

不可不小心的按摩六大禁区

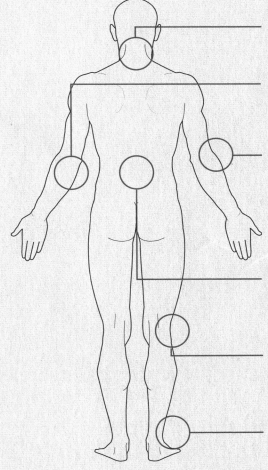

禁区一：后颈部
颈部血管、神经多，千万不可随意按摩。

禁区二：手肘内侧
按摩不当，手肘内侧神经容易受伤，手臂容易酸麻。

禁区三：手肘外侧
按摩不当，手肘外侧的尺神经如果受损，手指的弯曲能力便会受损。

禁区四：腰椎
骨质疏松者，腰椎千万不可接受脚踩按摩，以免发生骨折。

禁区五：膝盖外侧
按摩不当，膝盖外侧的腓神经一旦受损，脚板就会翘不起来。

禁区五：大脚趾下缘
按摩不当，位于大脚趾下缘的神经若受伤，脚掌将失去感觉。

食物与药物的交互作用

　　我们的老祖宗很早就发现了药物与食物之间存在着交互作用，并有一些流传已久的禁忌，从医学的角度来看，其实不无道理。葱味辛辣，挥发性高，并含有引起过敏反应的成分，蜂蜜也容易引起过敏反应，所以若是将它们搭配在一起食用，皮肤就容易起红疹。

　　不少患者在服药期间会问："服用这些药物，什么食物不能吃？"药物与药物可能产生交互作用，食物与药物也常有交互作用而导致非预期的不良结果。食物或天然药物与药物间的交互作用常被忽视，也少有大规模的相关研究，因此可以参考的资料不多。虽然如此，服用药物时，还是要尽量避免食用一些含单宁酸的食物，如柿子、茶叶，单宁酸会抑制一些药物的吸收，降低疗效。

　　近年来，有许多研究显示，葡萄柚汁在小肠中可能抑制让药物代谢的重要的酶，升高药物在血中的浓度而诱发毒性。所以，服用镇静催眠药、抗组胺药时不可搭配葡萄柚汁。如果在服用抗凝血药物期间也服用一些活血化瘀的中药，如当归、丹参、独活、银杏叶等，反而会增加出血的风险。桃仁、杏仁、白果、枇杷叶等常见中药材因含有氰苷类成分，如果在服用止咳药、镇静催眠药时也服用了含有这些药材的中药，会增强中枢抑制作用，甚至有生命危险。

另外，如鱼油、银杏、当归、大蒜及人参等若与香豆素并用，可能增强抗凝血作用而增加出血风险。甘草的主要成分具有类似肾上腺皮质激素的作用，长期使用可能引起低钾血症，曾有致命性低钾血性麻痹的个案报告。若服用甘草时并用利尿剂，易加大低钾血症的风险。甘草也有增强雌激素的作用。

对于服用的药物会受哪种食物影响，也许我们无法完全明白，若无法查到明确信息，除了医生特别嘱咐以外，最好以白开水送服药物。服药期间也要避免喝酒、喝咖啡，以保障用药安全。同时，服药期间也应避免长期大量食用号称有保健功能的食品。